明日が変わる 大人の早起き術

# 昨日も22時に寝たので僕の人生は無敵です

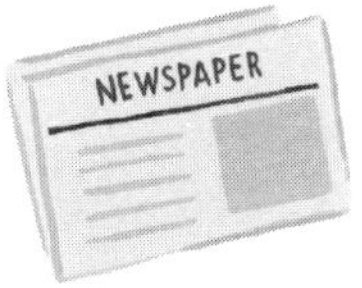


井上皓史
Koji Inoue

小学館

# はじめに

早起きは、「自分の時間軸」で生きるための第一歩。
人よりも少しだけ早く起きることは、人生をも変える。

私は本気でそう信じています。
「自分の時間軸で生きる」とは「自分で自分の時間をコントロールして生きる」ことを指します。

突然ですが、あなたは以下に挙げる項目の中で、いくつ当てはまるものがありますか？

□ 月曜の朝、憂鬱《ゆううつ》な気分で出社をする。

□ 朝ギリギリに起きて、朝ご飯を食べる余裕がない。
□ 午前中は寝不足で頭がスッキリせず、夕方にならないと本領が発揮できない。
□ 飲み会では、なんとなく2次会まで顔を出して後悔することが多い。
□ 仕事に忙殺される毎日で、このままでよいのか不安になる。
□ 気が付くと家と会社の往復で平日が終わっている。
□ 上司の顔色をうかがう雰囲気が職場にあり、終業時刻を過ぎても退社しづらい。
□ 花金（金曜日の夜）は帰りが遅くなり、土曜日はお昼過ぎに起きて一日を無駄にしてしまうことが多い。
□ 忙しくて読みたい本も読めていない。

仕事などに追われ、家族や趣味に向き合うための時間もうまく取れないという方は、多くの項目が当てはまったのではないでしょうか？

ここに挙げた例は、気付かないうちに大切な「自分の時間軸」から外れて会社などの他者の時間に合わせる、すなわち「他人の時間軸」で生きている人の悩みです。

出来ることなら自分で時間をコントロールし、趣味や勉強など、自分がワクワクすることに費やせる時間を増やしたいものですよね。

とはいえ、「一部の経営者やフリーランスならともかく、会社員の自分にそんな自由はない」。そう思われた人もいるかもしれません。

**しかし、組織で働いていても、「自分の時間軸」を取り戻すことは出来ます。**

**その近道はズバリ、早起きです。まわりより2時間早く寝て2時間早く起きる。これまでの生活リズムを2時間、前倒しにして生活することで、一日一日が「自分の時間軸」で回っていくようになります。**

申し遅れましたが、井上《いのうえ》皓史《こうじ》と申します。毎日22時に寝て5時に起きる生活をしていることから「5時こーじ」という愛称で呼ばれています。

「早起きをきっかけに、自分で人生を選択できる人を増やす」を理念に掲げる、朝活コミュニティ「朝渋《あさしぶ》」を運営しています。

今でこそ早起きのプロを自負しているものの、私も社会人最初の半年間は、それこそ会社という「他人の時間軸」で生きる生活をしていました。

毎日遅くまで残業し、たまに早く帰れそうなときには上司や先輩と飲みに行くような日々の過ごし方です。当然、ベッドに入るのは遅くなりますし、起きるのも出発ギリギリになります。

満員電車に揺られながら職場に着いても、常に眠気との戦い。頭はボーッとしていて、昨日の疲れが残っています。やらなければならない仕事が山積みでも、どうにも頭が冴《さ》えず、はかどりません。こんな調子でしたから仕事でも成果は出せませんでした。見事に、悪循環のループにはまってしまいました。

**「どうしたら、仕事で成果を出せるだろう」**

いろいろと試行錯誤をしました。

改善策を模索するなかで、**生活を朝型に変えてみることにしました。**

私はもともと「早起きすぎる父」の影響で、家族全員が朝5時に起きるという家で育ちました。朝5時に起きる生活を20年以上続けており、朝の時間がいかに生産性の高いものかを実感していたので、生活を朝型に戻してみたのです。

そしてまわりよりも早く帰る代わりに2時間早く寝て、2時間早く出社するようにしました。

**久しぶりに朝型に戻すと、生活は一変しました。**

仕事の生産性が上がったのはもちろん、上司からの評価も上がり、信頼を得ました。無駄な飲み会に参加することをやめたため、お金は貯《た》まるし早く退社できるので趣味やプライベートも充実しました。

また後で述べますが、転職先のベンチャー企業では社長自身も早く出社するようになってその成果を実感し、会社の定時の出社時刻を早めたほどです。

やはり職業や年齢を問わず、誰でも朝型の生活を送れば「自分の時間軸」を取り戻すことが出来て、人間の本来もつ能力を最大限に引き出せるのだと改めて認識するようになりました。

このような経験を踏まえて、**「ひとりでも多くの人に朝型生活の魅力を伝えたい！」、そんな思いをいだくようになり、本書を出版することにしました。**

**「いつも時間に追われていて忙しく余裕がない。しかし本当は、仕事やプライベートでより充実した日々を送りたい」というすべての方に、本書を手に取っていただけたらと思います。**

もしかしたら、あなたは早起きは続かないと思っているかもしれません。また、いろいろな方法を試したけれども挫折したことがあるかもしれません。

**しかし安心してください。どんな方でも早起きは出来ます。**

もちろんこれは精神論ではありません。

**早起きに意志の力は不要です。**

この本では、「こうすれば早起きが出来る」、「早起きはこんなにもお得だ」、「早起きが出来ないときはこうすればいい」といったTips（コツ・裏ワザ）を余すことなく紹介していきます。

ただし本書は、巷《ちまた》にあふれる、早起きの習得を目的とした、朝型生活を解説するだけの本ではありません。「早起きは三文の徳」ということわざがあるように、早起きがよいのは誰でも知っていることでしょう。

早起きそのものは目的ではありません。
何かの目的を実現するための手段として、早起きがあると私は考えています。

**では早起きの目的とはなんでしょうか？**
**それは、「自分の人生を経営すること」です。**
言い換えると、**早起きで生み出した余白の時間を使って、「自分らしい生き方を実践し、自らの人生を加速させる」ことであると私は考えています。**

早起きで手にした「自分のゴールデンタイム」に、やりたかったこと、やろうと決めたことをきっちりと実践する毎日を想像してみてください。

・朝、まだ誰も来ていない静かな職場で、仕事の準備に集中して取り組む。
・朝、カフェで資格の勉強をする。
・朝、ランニングなど自分の趣味に没頭してみる。
あなたもそんな朝を過ごしたいと思いませんか？


朝の時間を自分でデザインし、誰にも邪魔されない時間をもつと心に大きな余裕が生まれます。

そして**「今日も朝早く起きられた！」という成功体験から一日が始まると、新しいチャレンジにも前向きになり、自己を高く評価できる気持ちへとつながるのです。**

これが、早起きが「自分らしい生き方」に結び付くと考える理由です。

早起きを始めた私のまわりの仲間には、大きな変化が起こるようになりました。

最初はとてもネガティブで「どうせ私なんか」といっていた人たちが、自分の本来もっている能力を引き出して高い目標にチャレンジするようになったのです。

中には職場での評価を大きく上げたり、起業したり、副業を始めたりする人も出てきました。

早起きを習慣化した人は成功体験が積み上がり、それが自信につながるので、結果として、みんな前向きで活力にあふれる人生を手にしています。

ただし、早起きは誰かに強制されたり、何かの義務として取り組んだりするものではありません。

自分自身で早起きのメリットを体感して、「ああ、これが早起きの生活というものか」とワクワクした気持ちをもつことで、はじめて朝型生活は毎日の習慣となります。

多くの人が「忙しいから」という理由で、自分のやりたいことを我慢して日々を過ごしています。しかし、「忙しい」といっているだけでは、何も前へ進みません。「他人の時間軸」で生きることをやめないと、忙しい毎日はずっと続きます。

ですから、**モヤモヤとした悩みがある人に、私は次のような言葉を贈るようにしています。**

**「早く寝て早く起きてみるだけで、人生が変わりますよ」**

本書が、「もっと自分らしい生き方がしたい」「生活の習慣を変えたい」と考えている方々の参考になれば、著者としてこれ以上の喜びはありません。

**「早寝早起きをするだけで人生は無敵モードに突入する」**

これを伝えることが、本書を執筆した目的であり、願いです。多くの読者の方々にとって無事にその役目を果たすことが出来れば、うれしい限りです。

**ようこそ早起きの世界へ。**

昨日も22時に寝たので僕の人生は無敵です　目次

## 第2章 こうすれば早起きが出来る 47

# 第1章

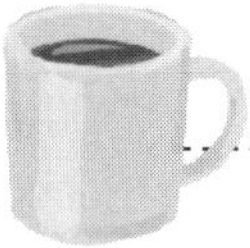

# 早起きのすごいメリット

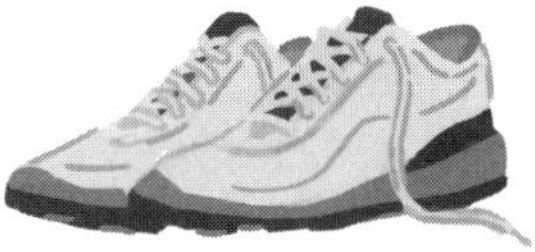

## 早起きは一生使える武器

**早起きの一番のメリットは、なんといっても「時間が効率的に使えるようになること」にあります。**

この点をよりわかりやすくお伝えするために、まずは私の生い立ちを少しだけ説明させてください。

私の育った井上家では、子どもの頃から毎朝5時半に朝ご飯が出てきました。

会社員である父が朝の6時に家を出て、家の前にあるバス停から最寄り駅に向かうという生活を長い間送っているためです。

この時間に出ればバスに10分ほど揺られてから、まださほど混んでいない6時20分の電車に乗ることが出来ます。

満員電車が嫌いな父は、いつも朝早くに家を出て会社の近くにあるカフェに行きます。そこで新聞を読んだり、会議の準備をしたりしてから職場に出勤します。このような生活を、もう30年以上も続けています。

父を早く送り出すために、母も以前から朝型の生活を送るようになっていました。また兄や私が学生だった頃には、弁当をつくるためという理由もありました。

こうして**私の育った家は、家族そろって朝ご飯を食べるために、朝の5時に起きるようになりました。**

**朝が早いと、必然的に夜も早く寝るようになります。**

父は21時前には帰宅して早々と就寝します。母も同様に早く寝ます。私が高校や大学に通っていた頃でも22時前には、家の中はいつもシーンとして真っ暗になっていました。

夜、お笑い番組などを見たくても、家族が寝ているので見ることが出来ません。また私自身も毎朝5時に起きるので、夜は早く眠くなります。私や兄は、「アメトーーク！」（テレビ朝日系）などのバラエティ番組を録画しておいて、翌朝の5時過ぎから見るようにしていました。

こういう環境で育ちましたので、22時に寝て朝の5時に起きるのが子どもの頃からの生活習慣になりました。

自分が大人になってから、長年にわたって早寝早起きを実践している両親を見ていると、改めて気付くことがあります。

それは、「**早く起きて時間に余裕があるので、焦ることがない**」ということです。

通常、朝の時間帯は多くの人にとって忙しいものです。目覚まし時計が鳴っても、あと5分寝ていたいという気持ちから、つい布団の中でグズグズとしてしまいます。

目覚まし時計を設定していたのに二度寝してしまい、あわてて飛び起きるようなこともあるでしょう。朝ご飯も食べずに、急いで身支度をして、満員電車に乗り込む。こんな風景は、決してめずらしいものではないはずです。

ところが、父は違います。毎朝5時には自然に起きて、淡々と出勤の準備を進めます。母も父を6時に送り出すために、すぐに朝ご飯の支度などをします。

父と母の動きは、すべてがあらかじめ決まっています。毎朝、ひとつひとつの動作が予定通りに進んでいきます。

焦って何かに動揺するということはなく、**両親の振る舞いには、いつも余裕を感じます。時間に迫られて感情が乱れる様子はなく、落ち着いて行動しているように見えるのです。**

両親の早寝早起きは、満員電車に乗りたくないという、父の気持ちから始まりました。今では、すっかりそれが当たり前の生活になっています。

父はまだ現役の会社員ですが、仕事を定年退職したあとでも早寝早起きを続けるといっています。それがもっとも精神的に安定し、心に余裕が生まれる方法なのでしょう。

このように、**早起きは一度習慣になってしまえば、その人の人生に深く影響して、当たり前の生活リズムになります。そしてそのリズムが時間的な正確さを生み、心のゆとりをもたらします。**

つまり早寝早起きは、一生使える強力な武器となり得るのです。

Point

**早起きが身に付けば、生活にリズムが生まれ、それは一生続くものとなる。**

## 圧倒的な効率のよさ

子どもの頃から、22時に寝て朝の5時に起きるという生活を送っていたものの、私が社会人になると、この生活は崩れました。

大学を卒業後、あるＩＴ企業に入り営業部門に配属になりました。社会人としてのいろはを教えてくれた先輩方には今でも感謝しています。

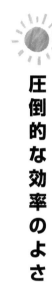

しかし、社会人一年目で、仕事の要領がまだよくわからなかったこともあって、その職場での生活は、どうしても夜型になっていきました。そして、それまでの生活習慣との違いに大いに戸惑うことになりました。

当時の一日の流れは、朝8時半起床。9時に出発。満員電車に乗りながら通勤し、10時始業。朝のミーティングや、メールの返信で気付けば12時。ランチを終えて、一番集中して仕事に取り組むのは15時過ぎ。これでは定時で帰ることなど、出来るわけがありません。夜遅くまで残業し、その後も上司や同期との付き合いで飲みに行くこともしばしば。24時前に帰宅して1時に就寝。**平日は疲労困憊《ひろうこんぱい》で、週末は疲れが溜まり、昼まで寝溜めをするような過ごし方でした。**

**これではダメだ、心身ともに調子がおかしくなってしまうと感じました。**

22時に寝て朝5時に起きるのも、深夜1時に寝て朝8時に起きるのも、得られる睡眠時間は同じ7時間です。しかし、疲労の度合いは、まったく違います。

後者のほうが、朝起きたときの疲れがはるかに残っているのです。

やはり人間は朝早くに起床して、まず日の光を浴びること、そして夜は骨や筋肉などの成長を促す成長ホルモンを出すためにもしっかりと睡眠を取ることが大切です。

心身の不調を感じた新入社員の私は、この点を、身をもって経験したわけです。

どうすればもとの生活習慣に近づけるのだろう。私は思い切って上司に相談することにしました。

当時の職場は、始業は10時と遅い代わりに、夜は定時を越えても多くの人が残業しているようなところです。

そんな職場で、新入社員だった私は上司にこういいました。

**「2時間早く出社するので、2時間早く帰っていいでしょうか」**

最初、上司は私の発言を信用していませんでした。「まだ何も会社に貢献していない入社1年目の社員がいったい何をいっているのだ」という顔をしていたのを覚えています。

私は真剣に話しました。自分の育った環境について、そして、早寝早起きを実践することで自分の能力が発揮出来ることなどを説明しました。

**上司は私が本気であることを感じて、ではいったんやってみるかと、こちらの申し出を受け入れてくれました。**

さっそく私は以前の生活習慣に近づけるようにしました。朝の6時に起床して、8時前に出社、20時前には退社して23時より前に就寝するような過ごし方です。

**すると生活は激変しました。**

**朝型の生活にして得られた、もっとも大きな変化は、仕事に集中できる時間の量が圧倒的に増えて、効率的に時間を使えるようになったことです。**

朝の8時前に出社しても、まだオフィスには人がいません。誰に話しかけられることもなく、静かな職場ですぐに集中して仕事をすることが出来ます。起床して2時間後の頭はスッキリと冴えています。体も疲れていません。

**8時から10時までの2時間は、資料づくりなど優先順位の高いことに使います。**

すると、他の社員が出勤してきてパソコンを立ち上げようとしている10時過ぎに、**私のほうはその日のうちでもっとも重要な仕事が、ほぼ終わっているという状態になります。**

そして昼頃には、もうだいたい仕事の目処《めど》はついており、午前中一杯でその日にやらねばならない重要な仕事は、ほぼ片付いているという状況になっています。

**こうなると、午後は余裕をもって、その他の仕事に引き続き集中することが出来ます。**すでにもっとも重い仕事は午前中に終わっているので、心の余裕を感じながら午後も仕事を進めることが出来るのです。

これが遅い時間に寝て遅く起き、10時に出社するようだったらどうでしょう。かつての私がそうであったように、10時に出社して業務を始めても人に話しかけられたり、電話が鳴ったり、仕事を振られたりと、なかなか集中して自分の仕事に取り組めません。さらに寝る時刻が遅いために前日の疲れが残っていることもあるでしょう。これでは仕事をスムーズに進めることが出来ません。

結局、集中して仕事に取り組めるのは、昼休みをだいぶ過ぎてからということになりかねません。

午後に外出や会議の用事が入っていると、まだやらなければならない大事な仕事を残したままなので、焦りや不安が生じてきます。誰かに話しかけられたり、相談を持ちかけられたりしても親身に対応することも難しくなります。

そして夜遅くまで残業しながら、疲れた頭と体でもっとも重い仕事をしなければならないことが頻繁に起きます。これではひどい悪循環です。

**まず早く出社して、午前中の時間帯に重要な仕事を詰め込んでみることです。それだけで大きく生活が変わり出します。**

Point

**朝の2時間が、圧倒的な集中力を生む。早く仕事を始めるだけで、まわりと差が付く。**

# 上司からの評価・信頼度がアップする

先程の続きになりますが、私が2時間早く出社して、午前中に集中して仕事をするようになると、しばらくして上司からの評価が変わりました。

朝型の出勤を始めた当初は、おそらく上司も続けられるのか様子見だったと思います。

ところが、当の私は毎日遅れることなく朝8時には出社して仕事を始めます。他の社員が出社する頃には、業務にとても集中していて、バリバリとやっているように見えたのかもしれません。

申し入れを受け入れてくれた上司は私のことを、「**とてもきちんとしていて、しっかりと仕事をする人物**」**と評価し褒めてくれるようになりました。**

入社1年目の社員にとって、上司に褒められるのはうれしいことです。モチベーションが上がるので、午前中の仕事にさらに集中するようになり、結果を出すようになりました。また午後になっても気持ちの余裕があるので、お客様へのアポイント件数を増やしたり、会議に積極的に参加したりすることも出来ます。

そうなると売上の実績も徐々に上がるようになりました。またこれによって、**さらに上司からの評価や信頼が高まるという好循環もつくることが出来ました。**

1日のスタートを他の人よりも2〜3時間早めることが、こんなにも人からの評価を上げることにつながるものなのかと実感しました。

幼少の頃から実践していた早寝早起きは、ただの生活習慣です。しかし、**社会人になってからも早寝早起きを続けると、単なる習慣ではなくなります。人から信頼を得るための武器になるのです。**

新卒で入社した会社はこうして私を評価してくれたわけですが、「ベンチャー企業で自分の力を試してみたい！」という気持ちが募り、1年ほどで転職しました。

転職した次の会社も前の職場同様に、10時が始業時刻でした。しかし新しい職場でも、私は引き続き朝型の出社を続けることにしました。

転職する際に、その会社の社長と話をして、早寝早起きの生活を実践したいという旨を打ち明けると、社長は快く了承してくれました。さらにこの社長のありがたいところは、私の早寝早起きの生活に興味をもってくれたことです。

新しい職場は社員5名のITベンチャー企業で、意欲の高いメンバーばかりでした。睡眠以外はすべて仕事に注力をするような環境で、まさに私が求めていたものでした。しかし、よいことばかりではありません。この職場の社員は皆、終電などを気にせずに仕事に没頭します。その代わり朝が遅く、10時始業といっても午前中は皆どんよりとしていて、エンジンがかかりません。

そういう職場の雰囲気にあって、**私だけが朝の8時には出社して、てきぱきと仕事を進めています。**他の社員が仕事に取りかかろうとしているお昼くらいには、私は一日の仕事の山場をすでに越えていました。

また、入社したばかりの社員ですから、自分の業務以外にもいろいろと頼まれる仕事があります。「明日の夕方くらいまでにやっておいてくれ」といわれた仕事を、翌朝いちばんに取り組んで、完成した書類をその人が出社する前にデスクの上に置いておきます。

こうすることで、新しい職場でも周囲からの評価が上昇し、信頼されるようになりました。

このような姿を社長は見ていました。**そして社長は、朝型の勤務が仕事の生産性を大きく上げることに気付いたのです。ついには、会社の始業時刻を変更するに至りました。**

朝9時を始業とし、夜はなるべく遅くまで残業しないようにと社長自らがルールを変えました。そしてそれまでは10時出社だった社長自身も、私と同様に朝の8時にはオフィスに出社するようになりました。

このようにひとりの経営者が会社の始業時刻を早め、また自らの生活習慣を改めることにつながったのも、私の振る舞いを評価してくれたからだと感じています。

Point

**朝早くから仕事をしていると、上司やまわりからの評価が上がる。**

# 平日にも自分の時間をつくれる

大学を卒業してから4年ほどの会社員生活を経て、結局私は独立の道を選ぶことにしました。会社員時代の後半には、7時に出社して19時に退社するという、さらに朝型の生活にシフトしていました。

**7時に出社するようになると、より自由に時間を使えるようになります。**普段は出社するとすぐに、もっとも重要である仕事に集中します。

このやり方で余裕をもって仕事が出来るようになると、私は1週間のうちのある1日の朝を、現在運営する朝活コミュニティの準備に使うようになりました。それがもとになって、私は今に至る独立への道を開くことが出来ました。

英語の勉強がしたい、本が読みたい、資格を取りたい、趣味に取り組みたい、起業のための準備がしたいなどといった願望を多くの人が潜在的にもっています。

その一方で、**ほとんどの人が「平日は仕事があって時間がない、せいぜい希望が叶《かな》うのは週末の数時間程度に過ぎない」といいます。**

**ところが、平日の朝を使うことで、仕事が効率よく進むのはもちろんのこと、それ以外の自分のやりたいことにも時間を配分することが出来るようになります。**

例えば英語を習得したいと思うのであれば、オフィス近くのカフェで朝の7時から8時までの1時間を勉強にあてて、それから仕事に集中するやり方もあると思います。通勤時間も英語の勉強に使えば、一日でかなりの時間を確保できるはずです。

また起業のための準備をしたいというのであれば、例えば月曜日から水曜日まではオフィスで朝の7時から仕事に集中します。

そして毎週木曜日と金曜日の朝は、カフェで出社前の2時間を使って起業のための構想を練ります。そのまま週末に入っても引き続き起業の準備を進めれば、会社員でいながら、独立に向けてまとまった時間を捻出できるようになるのです。

私のまわりには、このような**朝の時間の使い方で、大きく人生を変えていった人たちが大勢おり、とても数えきれません。**

詳しくは第5章で触れますが、彼らに共通しているのは、自分で自分の時間をコントロールすることの大切さに気付いたということ。たとえ平日であっても、会社の仕事をしながら、自分で時間をコントロールすることは充分に可能なのです。

自分で自分の時間を支配できるようになった人は視野が広くなり、さまざまなことに関心が向き行動範囲が広がります。そういう例をたくさん見てきました。

私が知る限りでも、転職をした人、起業をした人、趣味の領域を広げた人、勉強をして資格を取った人など、多くの変化を遂げた人たちがいます。

また自分で自分の時間をコントロールして、**平日でも仕事以外の行動をする人がほとんどですから、早起きをする人たちの多くはポジティブです。**

しかし、最初から行動的だった人はごく少数。大多数の人たちは早起きをして自信が付くことで前向きな性格となり、さまざまな行動を起こすようになったのです。

早起きを習慣にしていない人は、自分の自由になる時間は平日にはほとんどなく、あるのは週末のほんの数時間に過ぎないと思っていることでしょう。

そんな人が実際に早起きをしてみると、格段の時間的な余裕と心理的な優越感が得られることに驚くと思います。

Point

**平日の朝の時間をコントロール出来るようになると前向きな気持ちになり、アクティブになる。**

# お金が貯まる

朝型の生活を習慣にすると、夜の人付き合いをある程度、制限するようになります。ただし、完全にやめるというわけではありません。飲み会と早起きをうまく両立させるコツがあります。その点は第4章で詳しく説明します。

ここでは、**夜の付き合いを減らすことで得られるメリットについて話したいと思います。**

端的にいって、**お金が貯まるということです。**

飲み会を開くお店にもよりますが、1回の飲み会にかかる費用はだいたい3時間で5千円程度ではないでしょうか。また、そのあと2次会に行けば、さらに2千円から3千円程度の費用がかかります。もし時間が遅くなって電車がなくなれば、タクシーを使うこともあるでしょう。こうなると、ひと晩の付き合いで出費は1万円を超えるかもしれません。

かつての私も、こういうお金の使い方をしていました。夜型の生活をしてストレスが溜まってくると、どうしても飲み会の回数が増えてしまうものです。

また上司や先輩に飲みに誘われると断りづらく、つい惰性で仕事帰りに居酒屋に行くこともありました。

夜の飲み会が常態化していた頃は、職場以外の人との週末の付き合いも含めると、1週間に4回程度の飲み会がありました。1回に5千円として、週に2万円の出費です。月にすると8万円になります。一年間で96万円という金額です。

これに2次会に行った場合の出費を加えて、さらに終電を逃してタクシーを使った場合の金額を考えます。

こう考えると、**飲み会によって一年間で100万円を超えるお金を使っていたのかもしれません。**

ここまで極端でなくても、私のまわりにいる人に聞くと、週末の付き合いも含めて飲み会は週に3回くらいというのが一般的なようです。

そうなると、1回に5千円としても月額で6万円となり、一年にすると72万円という金額になります。いずれにせよ、大金であることに変わりありません。

このようなまとまったお金を貯金しておくだけでも、数年間で相当な金額になります。

私もかつては愚痴の多い飲み会に、惰性で参加していたことは既に述べました。今は、**飲み会によって大きなお金を使ってしまうよりも、その金額を貯めて将来に備えるほうがよほど建設的であると感じます。**

「飲み会に行かないというけれど、人付き合いはどうしたらいいの?」と感じる人もいるでしょう。

人間関係の維持ということであれば、「1回3時間5千円」の飲み会をするのではなく、**「1回1時間千円」で大切な人とモーニングを食べにいくのはどうでしょうか。**

朝のフレッシュな時間に、とても前向きな会話が交わせると思います。

Point

**早起きをすれば飲み会が減る。飲み会が減ればお金が貯まる。お金が貯まれば自分に投資できる。**

## 「第3の場所」を確保できる

家庭でもない職場でもない居場所を「第3の場所（サードプレイス）」と呼ぶことがあります。スターバックスが、お店のコンセプトを「サードプレイス」としていることをご存じの方もいらっしゃるでしょう。尚、当然ですが、第1の場所は家庭、第2の場所は職場です。

これは物理的な空間をいっているだけではなく、家族や会社の同僚とは違った、別の人間関係を含めることが多いようです。

**そして、「第3の場所」をもっている人のほうが、趣味があったり、人との交流が広がったりして、いきいきしていると私自身感じています。**

「第3の場所」はどうやったら確保できるか考えてみましょう。

まず、毎朝早くに出勤して、静かな環境で優先度の高い仕事をてきぱきと進めます。時には朝の7時から8時のあいだに人と会ってモーニングを楽しみます。

さらにひとりで朝型の生活を続けるだけではなく、同じ志をもっている人たちとグループをつくってもいいでしょう。モーニングの会を定期的に開けば、いろいろな出会いが生まれる可能性が高まります。

このような活動を続けていくと、自然に自分にとっての「第3の場所」が出来るようになります。そこでは、いろいろな情報を仕入れることが出来るかもしれませんし、新たな趣味に出合うかもしれません。

また、まったく新しい出会いによって、起業をするような運命が開けるかもしれません。ちなみに私は会社員をしながら早起きをして、第3の場所を得るようになったことがきっかけで独立する道を進むことになりました。

もちろん会社員でいるよりも、独立したり起業したりするほうがよいといっているのではありません。そうではなく、第3の場所を確保すると、それだけいろいろな機会が広がるという利点を自分の経験からお伝えしておきたいのです。

第2の場所である職場で朝早くに集まって、仕事以外のいろいろな活動、例えば語学の勉強やランニングなどをする人たちも最近増えているそうです。これはこれで悪いことではありません。

始業前の職場を「第3の場所」のように扱い、直接の業務からは離れた話や勉強、スポーツをする。そして始業時刻になったら、職場を本来の「第2の場所」に戻すというのは、とても面白いやり方だと思います。

Point

**第3の場所をもつと、家族でも同僚でもない、「同志」に出会える可能性が高まる。**

# 心身が健康になる

早寝早起きの習慣は、心身の健康も増進させます。「心身」ですから、体の健康のみならず、心の健康にも影響するということです。

最近、うつ病などの理由で会社を休む人が多いと聞きます。精神的な不調や心の病に悩む人も多いようです。しかし、**朝型の生活は、その予防になり、すでに不調になっている人にとっては改善する効果があることを知っていただきたいと思います。**

睡眠を取っているあいだに、私たちの体には成長ホルモンと呼ばれる物質が分泌されています。**成長ホルモンは体のさまざまな機能をコントロールし、骨や筋肉を強くするものです。**

育ち盛りの子どものみならず、成人にも必要とされる物質です。それが睡眠中に体の中で分泌されるのです。

一般的に、成長ホルモンが多く分泌されるゴールデンタイムは22時から夜中の2時までとされてきましたが、最近では異なる見解もあるようです。

私自身は、成長ホルモンの分泌される時間帯については詳しくありません。しかし、同じ睡眠時間でも深夜の1時に寝て朝の8時に起きるのと、夜の10時に寝て朝の5時に起きるのとでは、まったく体調が異なり、後者のほうが体調がはるかにいいことは、読者の皆さんも経験があってご存じではないでしょうか。

また私たちの脳をリラックスさせて、安心感をもたらすものにセロトニンと呼ばれる物質があります。セロトニンは、ふだんの食事で増やすことが出来ます。魚や豆類、乳製品に多く含まれています。ですから、朝ご飯に焼き魚や納豆、チーズやヨーグルトなどを食べるのは実に理にかなっていることです。

さらにセロトニンは午前中の日の光を浴びることでも、脳内に多く生成されることがわかっています。

**朝の光をたくさん浴びて目をさまし、脳にセロトニンを生み出すことが心の安定をもたらしてやる気を引き出します。**

早朝起きてから、庭やベランダもしくは窓辺で日の光を浴びながら数分間ストレッチをするだけでも、ずいぶんと心身の調子は上がると思います。

Point

**早起きしたら、光のシャワーを浴びるようなイメージで空を眺めてみよう。**

第2章

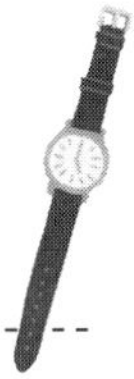

# こうすれば早起きが出来る

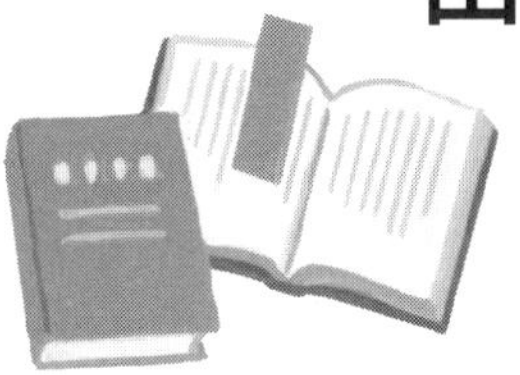

# 朝と夜の時間割をつくる

前章で早起きのメリットを説明しました。いかがでしたでしょうか。朝型の生活を送ると得られるさまざまな利点を、お伝え出来ていれば幸いです。

**この章では、早寝早起きを実際に行うにはどうすればいいか、具体的に話を進めていきます。**

最初のコツは、**朝と夜の時間の使い方を時間割にして書き出してみるということです。**

そして**朝型の生活を送るためには、夜の活動をすべて朝の時間帯にスライドすることが大切です。**時間割をつくり、今までの生活習慣を可視化してみると、いかに普段の活動が夜に傾いているのかが把握できると思います。

**あるビジネスパーソンの時間割は、次のような感じだとします。**

・朝7時起床。支度をして8時に出発。9時に出社。
・21時もしくは22時まで残業、または飲み会。23時に帰宅。
・風呂に入ってから、テレビやスマホを見てゴロゴロ。深夜1時過ぎに就寝。
・睡眠時間は毎日5時間半から6時間程度。慢性的な睡眠不足と疲労感に悩まされる。

**このような一日の時間割を、例えば次のように改善するとします。**

・朝5時起床。支度をして6時に出発。7時に出社。
・19時には退社。20時に帰宅。食事と風呂を済ませて、22時に就寝。
・睡眠時間は毎日7時間。

このような時間割にするためには、どこをどう改めればよいでしょうか。それを知るためにも、まずは自分の現在の時間の使い方を書き出してみてください。

## 一日のスケジュールを

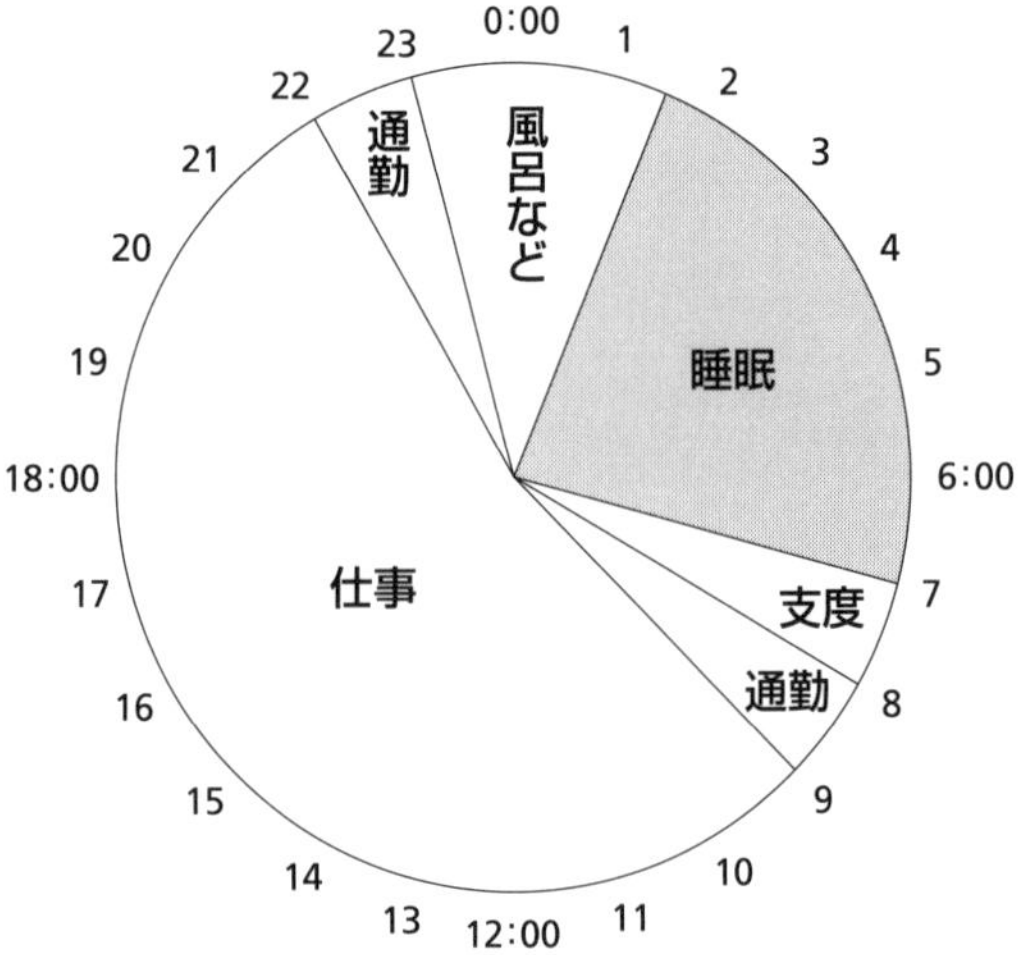


## 下の図に ⬇ 変えよう！

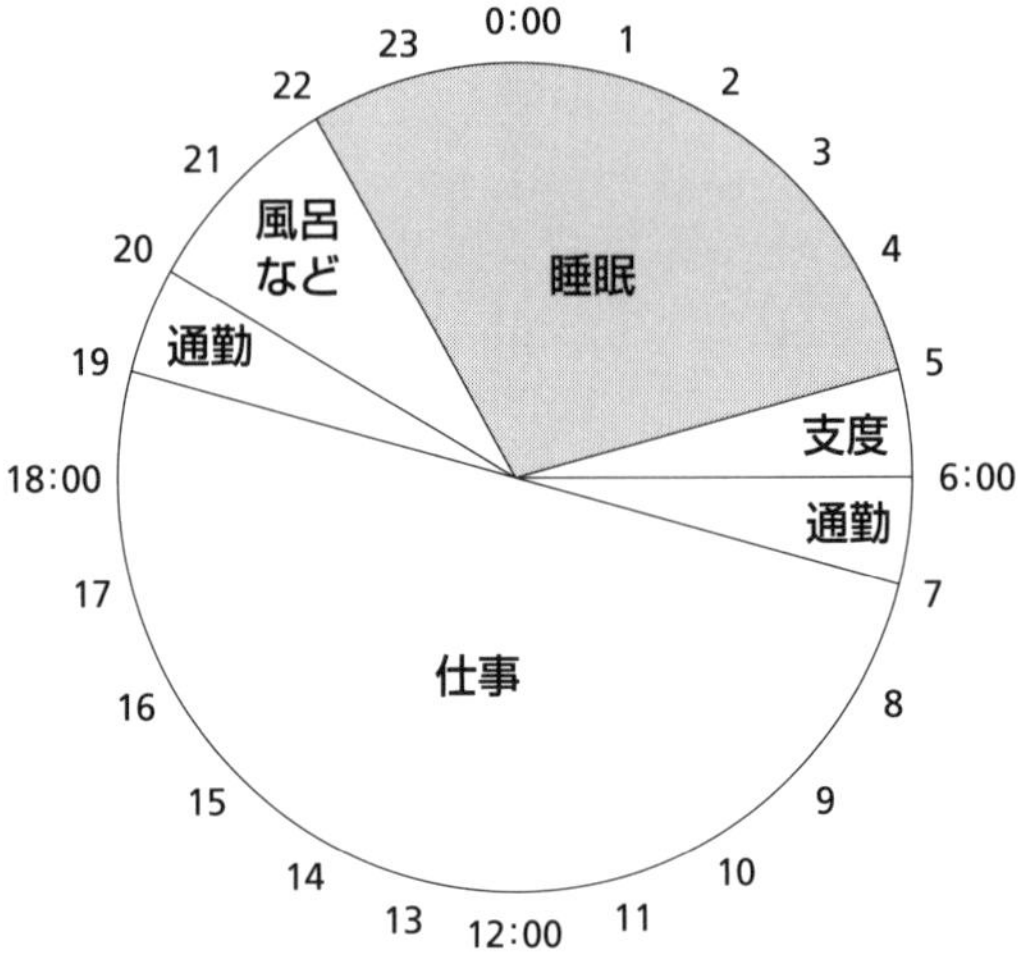

**そして紙に書き出す際は、出来るだけ詳しく書いていきましょう。**

どこかに時間をかけ過ぎたり、時間を無駄にしたりしていないか、帰宅後に行っているもので朝にシフトできるものはないかなどと考えながらチェックしていきます。

例えば、帰宅後に本や新聞を読んでいるなら、それを翌朝に行えないかと考えます。尚、読書や勉強は家でも出来ますが、朝、会社近くのカフェなどで行うことをお勧めします。

家でやっても同じじゃないかといわれそうですが、家にいるとやるべきこと、気になることなどが次々と現れて、結局、朝の貴重な時間を無駄に使ってしまいがちだからです。

書き出した紙を見て、時間の使い方をあれこれ考え、試行錯誤してみてください。そしてあなたに合ったオーダーメイドの時間割をつくりましょう。

Point

**まず実態を知るために紙に書き出す。自分の生活のどこが弱点なのかを把握する。**

## 朝の2時間＝ゴールデンタイム

今まで7時に起きていた方には、私は5時に起きることを勧めています。もちろん6時でも構わないのですが、5時起床のほうがお勧めです。その理由を説明します。

第1章でも触れたように、朝の時間を活用すれば優先順位の高い仕事に集中して取り組むことが出来ます。

また、仕事以外のこと、例えば副業や起業に向けた準備をすることも出来ます。英語の学習や資格試験の勉強も出来るでしょう。さらに、人との交流範囲を広げて新しい出会いを見つける可能性も増やすことが出来ます。

このようにいろいろなチャンスに恵まれている**朝の自由な時間を2時間は確保したいというのが、5時起床をお勧めする理由です。**

仮に起床してから外出するまでの支度に1時間かかるとします。また、通勤にも1時間かかるとします。始業時刻は9時という企業に勤めているとします。この場合、もし6時に起床する生活であれば、始業前の自由な時間は1時間しか確保できません。

**1時間では、早起きのメリットが充分味わえず、もったいないのです。**実際に経験すればわかりますが、1時間と2時間では、得られるものが大きく違ってきます。

可能なら始業前の自由な時間を、毎朝2時間たっぷり味わっていただきたいと思います。

起床してから外出するまでの支度がもっと短時間で済むとか、さらに通勤時間が短いなどの理由で、6時に起きても始業前に2時間確保できるという人もいると思います。

そのような場合でも、5時には起床して朝の自由な時間帯をさらに長く確保するほうが、より充実した朝の時間を過ごすことが出来るでしょう。

仮に5時に起きて支度と通勤を経て、6時にオフィスに到着できるのであれば、始業前に3時間もの貴重な時間が確保できます。

ただし、始業前に出来るだけ長時間を確保するほうがよいといっても、3時や4時に起床するというのは現実的ではありません。

あまりに早い時間に起床するとなると、就寝時間を相当早めるか、睡眠時間を短くするかしかありません。どちらも続けるのが難しい条件です。早起きの生活が続かなくなります。

無理のない就寝時間を維持しながら、朝の自由な時間を2時間味わうために、可能なら5時起床を習慣にしましょう。

Point

**朝の自由な時間を1時間確保するのと2時間にするのとでは、どれくらい違うか、一度試してみるとよい。**

## 適切な睡眠時間を知る

**朝の5時に起床するためには、夜何時に就寝すればよいでしょうか。**
**それは人によって異なります。なぜなら、適切な睡眠時間は人によって異なるからです。**

早寝早起きを習慣にするには、まず自分に合った睡眠時間が何時間であるのかを知る必要があります。そのためには、自分自身でそれを見つけることです。

参考までに、日本人の平均睡眠時間をご紹介しましょう。

経済協力開発機構（ＯＥＣＤ）による２０１９年の調査によれば、15歳から64歳までの日本人の平均睡眠時間は7時間22分で、加盟国中、最短だったそうです。なお、ＯＥＣＤ加盟諸国の平均は8時間以上で、日本人の平均よりだいぶ多いものでした。

ただ、こういったデータ類は参考にはなるものの、人によって必要な睡眠時間は異なるのが当然であり、一般化して一律にあてはめるのには無理があります。

**自分に合った睡眠時間を知るためには、やはり自分で調べて体験することが大切です。**

そのやり方ですが、次のような方法をお勧めします。

数週間から1か月程度を使って、実際に自分が何時間寝たのかを記録してください。

・24時に寝て5時に起きる。睡眠時間は5時間
・23時に寝て5時に起きる。睡眠時間は6時間
・22時に寝て5時に起きる。睡眠時間は7時間
・21時に寝て5時に起きる。睡眠時間は8時間

このように、ある一定期間を使っていろいろな睡眠時間のパターンを試してください。

すると、毎日7時間眠ればスッキリして日中も眠くならない、毎日5時間では疲れが残っており日中も眠い、毎日8時間も寝る必要はなくその前に自然と目が覚める、などといった自分の傾向が見えてきます。

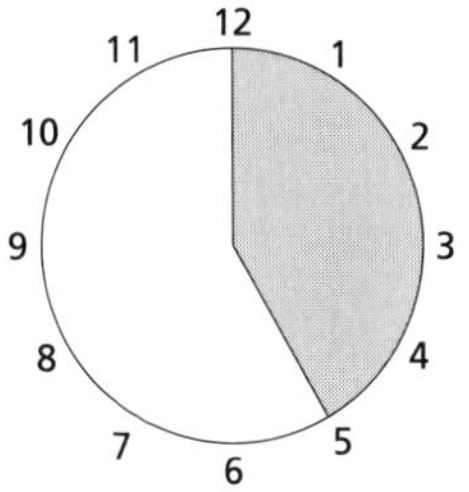


24時に寝て、5時に起きる。
睡眠時間は5時間

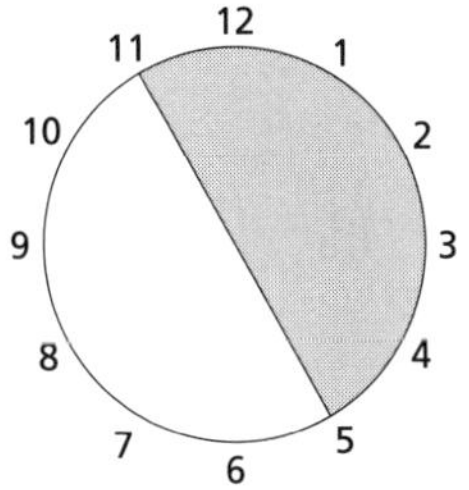


23時に寝て、5時に起きる。
睡眠時間は6時間

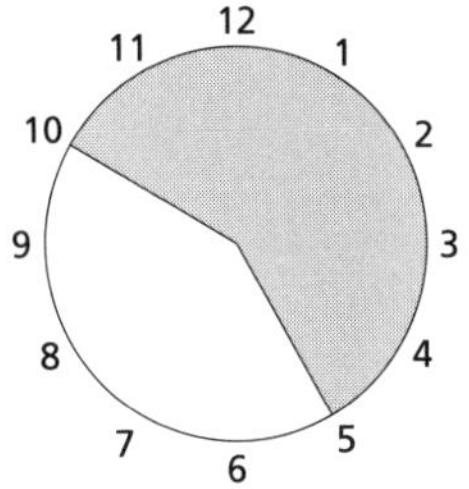


22時に寝て、5時に起きる。
睡眠時間は7時間

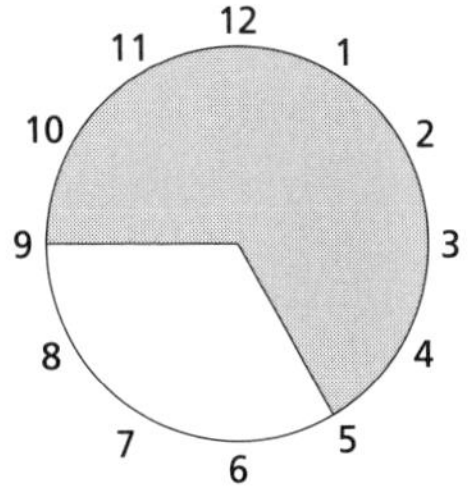


21時に寝て、5時に起きる。
睡眠時間は8時間

なお、適切な睡眠時間を見つけるうえで、ひとつ注意すべき点があります。それは、**最初は睡眠負債を抱えている可能性が高いということです。**

睡眠負債とは、日ごろの睡眠不足が蓄積されて慢性的に睡眠時間が足りていない状態のことをいいます。

睡眠負債を抱えた状態で適切な睡眠時間を知ろうとしても、おそらくうまくいきません。慢性的に睡眠が不足しているので、その状態でたとえ何時間寝たとしても、やはりまだ眠いということになりかねないからです。

これを回避するために、週末や連休などを利用して、まずは普段よりも多く寝ることを心がけましょう。たっぷりと睡眠を取り、日ごろの睡眠負債をなくすことが大切です。

そのあとで、自分に合った睡眠時間を知るために、いくつかのパターンで就寝時間を試してみるのがよい方法です。

さらに、**見出《みいだ》した睡眠時間が、本当に自分に合ったものであるのかどうかを確認する方法があります。**

**自分にとって適切な睡眠時間が7時間ではないかと考えたら、7時間寝た日の日中に眠気が来ないかどうか、チェックするのです。**そして、毎日7時間睡眠を続けていて、大きな疲労を感じないようであれば、適切な睡眠時間を得ているといえるでしょう。眠気や疲労を感じないか確認してみてください。

逆に日中に強い眠気を感じたり、大きな疲労を感じたりすることがあれば、もう一度自分に合った睡眠時間を確認する必要があります。

Point

**自分に合った睡眠時間を自分で見つける。**
**そのために、まず睡眠負債を解消する。**

# ベッドに入る時刻を固定する

適切な睡眠時間がわかったら、毎朝5時に起きることを考えて、就寝時刻を設定します。私自身や私のまわりにいる多くの人たちの睡眠時間は7時間です。

7時間寝て、毎朝5時に起きるためには、22時に寝る必要があります。

まず、**この「22時に寝ること」を固定してください。**これは早起きを習慣にするための、とても重要なコツなのです。

朝型の生活をしようとする人は、最初毎朝5時に起きることに必死になります。しかし、ここに早起きを続けられない誤解が潜んでいます。**がんばらなければならないのは、毎朝5時に起きることではなくて、毎晩22時に寝ることです。**

毎晩22時に寝ることさえ出来れば、あとは適切な7時間の睡眠時間を取って、朝の5時にスッキリと目覚めることが出来るのです。

睡眠時間を削って、睡眠負債を増やしながら毎朝5時に起きようとしても、長く続きません。仮に朝の5時に起きる生活を続けたとしても、ベッドに入る時間が、ある日は23時、別の日は24時と違っていれば睡眠不足となり、頭は冴えずに集中力を欠くことになります。

**繰り返しますが、起床時刻ではなく就寝時刻を固定してください。**

22時に寝て5時に起きることを実践していけば、朝型の生活は2、3週間もすれば習慣になります。習慣になれば、それが当たり前のリズムになります。自分のリズムになってしまえば、早起きをするのに固い意志を必要とするなどということはありません。

なお、ここでは仮に睡眠時間を7時間として話を進めています。

しかし先にも触れたように、適切な睡眠時間は人によって異なります。いろいろなパターンを試してみた結果、どうしても8時間必要だという人もいることでしょう。

その場合は、8時間の睡眠時間を優先してください。22時に寝て5時に起きることを優先させると、睡眠負債が溜まり、眠気と疲労でせっかくの朝型の生活が無意味になります。

8時間の睡眠時間が必要となると、21時に寝て5時に起きるという生活になるかもしれません。ただし会社で働いている人が、毎晩21時に就寝するのは難しいことだと思います。その場合は、例えば21時半に寝て、5時半に起きるというリズムをつくります。もしくは、朝の活動時間を1時間短縮して、22時に寝て6時に起きるとしてもいいでしょう。

適切な睡眠時間だけでなく、朝の支度にかかる時間、通勤時間、会社の始業時刻など、朝の時間割は個人の事情によることが多くなります。

「22時に就寝、5時に起床の7時間睡眠で朝の自由な時間を2時間取る」、これをベースにしながら、それぞれの事情によって微調整を加えていくのがよいと思います。

無理のないように就寝時刻を固定してください。それが自分にあった体内リズムをつくることにつながります。

Point

**もっとも重要なのは、ベッドに入る時刻を固定すること。あとは、状況に応じてカスタマイズする。**

# 夜の時間配分を決める

毎日22時に寝るためには、夜の時間配分をしっかりと決めておくことが大切です。例えば19時以前に退社して20時前に帰宅、食事と風呂を済ませて、22時に就寝といった流れになりますが、もう少し具体的に見ていきましょう。

私の生活スケジュールを交えつつ、ご説明します。20時前に帰宅したら、食事を取って、風呂に入ります。風呂は一時的に体温を上げて頭をクリアにする効果があります。また、入浴すると体の深部の体温が一度上がって、その後下がります。この下がったときが寝付きやすいといわれています。そのため、**寝る直前の入浴は避けて、できれば就寝の1時間前くらいには済ませておきたいところです。**

残りの時間は翌朝の準備と、就寝時刻までのリラックスに使います。

私は朝バタバタしないように、翌日に着る服を夜のうちに準備したり、少し時間に余裕があるときは、ちょっとした洗濯をしたりします。

また、翌日のために簡単な朝食の準備をすることもあります。

そして**21時を過ぎたら部屋を間接照明にして眠気を促します。**

私の場合、**21時以降は、テレビ、パソコン、スマホなどにはいっさい触れません。**電話で誰かと話すこともなければ、メッセージを返信することもありません。

多くの人が、寝る直前までスマホでメッセージを送ったり、動画を見たりしています。

これらは眠気を促すどころか、反対に頭を冴えさせてしまいます。

寝る時間に頭が覚醒していると、睡眠時間がどうしても減ってしまい睡眠不足になりがちです。適切な睡眠時間を確保するためにも、21時を過ぎたら電子デバイス類から離れることをお勧めします。

**また家での飲酒もなるべく避けたいところです。**

私は、晩酌や寝酒の一杯を含めて、家ではいっさいアルコールを飲みません。アルコールを飲んでいると、ついつい夜の時間配分が狂います。

早く寝るために飲酒する人がいますが、あまりお勧めしません。たしかに少量の飲酒は寝付きをよくすると聞きますが、就寝時刻を一定にするほうが寝付きにも健康にもいいと思います。また飲酒をすると夜中や早朝に目が覚めることがあります。これは睡眠中に体内からアルコール分が抜け、そこで脳が覚醒してしまうからだそうです。アルコールに頼らず、寝付きをよくするよう心がけましょう。

**22時に寝るためには、夜はこなすべきことがたくさんあり、相当に多忙となります。**

そのうえ、晩酌もする、テレビも長時間見る、友だちにメッセージも送る、ＳＮＳも見るということでは、とても就寝時間を固定することは出来ません。

**ベッドに入る時刻を固定し、それを習慣化するために、夜の時間帯ではやることを最小限に絞り、「何を何時にするのか」という時間の配分を決めることが大切です。**

Point

**夜の時間帯に、行うことを決めておく。やることをやったら、スパッと寝る。**

## 上司と真剣に話し合う

夜の時間配分に沿って自分の行動を円滑に進めるためには、19時には退社することが重要になります。

現在の日本では「働き方改革」の流れもあって、夜遅くまで残業することを改めるようになってきています。朝早く出社して夜も早く退社することは、基本的には受け入れられる方向にあると思います。

しかし表面上はそうであっても、職場によっては相変わらず「残業をするのが美徳」という傾向があるかもしれません。現に私の在籍した会社も夜遅くまで残業するところであったことは、すでに触れた通りです。

こういう場合には、次のやり方で現状を打破していく必要があると思います。

それは、**「コンフォートゾーンを抜け出す」**ということです。

コンフォート（comfort）とは、快適さという意味です。コンフォートゾーンとは自分にとって都合がよく居心地のよい所ということです。**ここでは、コンフォートゾーンという言葉を「勇気を発揮しなくても済む、楽が出来る場所」くらいの意味で使っています。**

残業を美徳もしくは当たり前のこととしている職場では、早く帰るのには勇気が要ります。上司や同僚の目を気にしながら、毎日早々に仕事を切り上げて帰宅の途につくのは難しいことかもしれません。

そのような職場にいると、上司や同僚に合わせて適当な時間まで残業をしていることが、自分にとって実は楽であり、コンフォートゾーンにいることになります。

しかし、**コンフォートゾーンに留《とど》まっていては現在の生活を変えることは出来ませんし、朝型の生活スタイルにして自己肯定感を高めていくことも出来ません。**

もっとも、朝型の生活を奨励してくれる職場であれば問題ありません。また成果が出ていればどのような勤務スタイルでも構わないという理解のある会社も、とくに問題はありません。

そうではなく、**19時以降であっても席にいなければならないような会社で働いている場合には、やはり職場の上司と相談する必要が出てくると思います。**

なかなか相談しにくいことかもしれません。

私も当時の上司に「2時間早く出社するので、2時間早く帰っていいですか」と相談したときには、とても勇気が要りました。

しかし今にして思えば、そのような申し出をして**コンフォートゾーンを抜け出さなければ、現在の私は存在しませんでした。**

また職場はチームで動いているものですので、会議の設定時間などで、19時の退社が阻まれることも充分に考えられます。2時間早く出社して、自分の仕事の責任を果たしていても会議を欠席して帰宅することは出来ません。

自分の都合だけで一方的に主張しにくいことが、職場には当然あります。

しかし、そういうことがあっても、自分で自分の時間をコントロールしたいのであれば、繰り返しになりますが、上司と真剣に話をする必要があると感じます。

例えば、会議はなるべく就業時間内に設定したいと提案するのもひとつの手です。

このような話し合いを避けている限り、早寝早起きによって自分のもつパフォーマンスを最大限に発揮することは出来ません。上司とのコミュニケーションによって、19時には退出できるようにしておくことが大切です。

Point

**19時以降も帰れない場合は上司と真剣に話をする。**

# 朝の支度をてきぱきとこなす

夜の時間配分が決まり、19時前に退社するための上司とのコミュニケーションも無事に取れました。**あとは朝の支度をいかに円滑に進めるかを考えましょう。**

先ほども触れたように、私は21時を過ぎたらスマホを触りません。**スマホのアラームを朝の5時にセットして居間に置きっぱなしにします。**寝室には置きません。**自分の手の届かないところに目覚ましを置いておくのは、重要なポイントです。**

翌朝、布団から出て歩くことで、ぼんやりとでも、目が覚めることになります。続いて、風呂場でシャワーを浴びます。これでかなり目が覚めます。髪を乾かし、朝ご飯を食べて歯をみがき、着替えれば、いつでも外出出来ます。全部で30分から40分あれば充分です。

この一連の動きをルーティーンにしてしまえば、二度寝をすることはありません。

外出のためにスーツなどに着替えてから、再び布団に入ることはまずありません。**5時にアラームを止めに行くことから、着替えまでを一気にやってしまうことがコツです。**

その後は、その日のスケジュールによって変わります。人と会ってモーニングをする予定の日は朝食を食べずに外出します。そうでないときは、前の晩の21時以降はスマホを見ていないので、メッセージの返信やSNSのチェックなどを行うこともあります。

また曜日によっては、朝起きてからシャワーを浴びずにそのままランニングに出る日もあります。目覚めてからたっぷりとランニングで体を動かし、朝の日を浴びます。その後にシャワーで汗を流し身支度をしても、まだ7時前です。とても爽快な気分になります。

**朝の時間帯も夜の時間帯と同様、やることをルーティーン化することです。そうすれば焦ることもなく円滑に支度が出来、気持ちよく一日のスタートを切ることが出来ます。**

Point

**朝の時間帯にやることも夜と同様、なるべくルーティーン化する。**

## 「電車で寝ない」を習慣化する

朝の支度が順調に済むようになったら、次は通勤電車での注意点も知っておきましょう。

**通勤電車での過ごし方については、大切なポイントがふたつあります。ひとつは電車の中で寝ないこと、もうひとつは電車の中でいつもやることを決めておくことです。**

まず電車の中での居眠りについて考えてみましょう。

朝型の生活を送るようになると、かなり空いている電車に乗ることが出来ます。路線によっては座れることもあるでしょう。

座っている人の中でよく見かけるのは、朝から居眠りをしている姿です。仮に5時に起床し支度をして外出、6時過ぎの電車に乗っているとします。

その時間帯で居眠りをしてしまうということは、睡眠が不足している何よりの証拠です。朝の電車で居眠りをしてしまう人は、自分に合った睡眠時間が確保できているかを再度確認する必要があります。

一日に6時間眠れば大丈夫だと思っている人の、本当に適切な睡眠時間が実は7時間だったというのはよくあることです。

忙しい人であればあるほど、適切な睡眠時間を短く見積もる傾向があります。また勤勉な日本人の気質には、「睡眠イコール休憩」であって、「休憩イコール悪」と感じる気持ちがあるのかもしれません。

睡眠はエネルギーを貯めるためのプラスの行為であり、「悪」などといった負の行為でないのは当たり前のことです。くれぐれも自分に合った睡眠時間を取るようにしましょう。そうすれば、朝の通勤電車での居眠りはなくなります。

一方、帰りの電車の中ではどうでしょうか。

仕事をしてきて疲れているので、眠気が来るのは当然のことです。しかし、ここでも居眠りをするのはお勧め出来ません。

ここで睡眠を取ってしまうと、22時の就寝時にすんなりと睡眠に入ることが出来なくなることがあります。数分であれば別ですが、数十分から1時間近くにわたり車内で座りながら居眠りをすると、これはすでに仮眠を取っているのと同じことになります。

そうなると夜の適正な睡眠時間が崩れて眠りが浅くなり、睡眠の質が下がります。とくに眠気が訪れる帰りの電車では、出来れば座らずに別のことへ意識を向けたほうがよいでしょう。

そのためにも、**行きの電車と帰りの電車の両方で毎日やることをあらかじめ決めてしまうのが、習慣化しやすい方法だと思います。**

英語の学習、読書、資格の勉強、メモに書きながら仕事についての「ひとりブレーンストーミング」、起業のためのアイデア出しなど、出来ることはたくさんあります。

また夜の自宅での時間帯はスマホの使用を制限して、朝と晩の通勤時間帯だけ、SNSなどで友人とやり取りをする人もいます。

通勤時間が片道で1時間だとすれば、往復の2時間を使って相当なことが出来ます。

一年３６５日のうち、出勤する日数が２４０日程度だとしましょう。すると、一年間の通勤時間は４８０時間になります。オフィスでの就業時間が一日に８時間だとすると、４８０時間÷８時間＝60となり、**一年間に費やす通勤時間は60日分の勤務時間に相当します。**

**60日分もの勤務時間に相当する時間を無駄にするのは、実にもったいないことです。**何か通勤時間に行うことをひとつ決めて、それを継続していくと大きな成果が得られると思います。

Point

**通勤電車は「動く書斎」である。**

# 短時間の昼寝を活用する

ランチの時間に人と会う予定がなければ、オフィスで昼食を取る人も多いと思います。家から持参したお弁当や外で買ったものを自分のデスクで食べることもあるでしょう。**お昼休みが1時間であれば、オフィスで昼食を取ったあとも、割と時間が残ります。そういうときにお勧めするのが、短時間の昼寝です。**

毎朝5時に起きて、早い時間から集中して優先順位の高い仕事をこなしていくと、お昼頃には少し疲れが出ます。また食事を済ませたあとは、胃に血液が集中するので頭がボーッとしてしまい眠気がくる。そんなことはないでしょうか。

そのようなときに、私は自分の机の前でイスに座ったまま10分から15分程度の短時間の昼寝をします。

**この短時間の昼寝を取ると、午後からがもう一度、新たな一日のスタートという気持ちになり、とても気分よく仕事に取り組むことが出来るのです。**

ただし職場での昼寝には、いくつかの注意が必要です。

まず、短時間を超えて本格的に寝てしまうのはよくありません。30分を超える昼寝は夜の睡眠に影響すると指摘する意見もあります。

また食後に30分を超える昼寝をしてしまうと、昼休みが終わってもそのまま寝ていることになりかねません。これは職場で許されることではありません。10分程度で目がパッと覚めることに自信がない人は、スマホのアラームをセットしておくといいでしょう。

Point

**短時間の昼寝は、パソコンや細かい文字で疲れた目を回復させる効果もある。**

# 冬場は30分多く寝て対応する

早起きしようとしていてもうまく出来ないのは、先にも触れたように睡眠が不足していて、睡眠負債が蓄積されているからです。これを回避するには、自分に合った睡眠時間を確保して、毎日の生活を規則正しく送ることです。

ただし睡眠時間が充分に足りていても、起きることが出来なくなる要因が、実はもうひとつあります。それは冬場の寒さです。

冬は昼間の時間が短く、気温も低くなります。日が出ている時間が短く寒さを感じると、人間はそれだけ疲れやすくなります。**夏場よりも冬場のほうが、同じ活動をしていても、私たちはより疲労を感じやすくなるのです。**

ちなみに、日本列島全体の平均値で見ると、夏場の日照時間は14時間50分で、冬場の日照時間は9時間45分とされています。夏と冬では5時間もの差があります。暗くて寒い、冬の朝5時に起きるのは大変なことです。しかし、ここで起床時間を遅くすると、せっかくつくりあげた生活の習慣が崩れてしまいます。

それを防ぐために、私は、冬は30分早く寝ることにしています。21時半に寝て5時に起きるという生活です。**睡眠時間を増やして、疲れやすい冬場の体力を維持することに努めます。その代わりに起床時間は守るという生活を送ります。**

冬の寒い日に早起きするのが大変になるのは、当たり前のことです。こういう場合には無理をしないで、全体の睡眠時間を増やすことで対処するといいでしょう。

余談ですが、スペインに旅行に行ったときに昼間の時間と人間のやる気は大いに関係することを身をもって経験したことがありました。

日本では冬でも朝の7時には日が出ていて、仕事をするには支障のない明るさを得られます。一方、スペインは朝の8時近くになっても外は真っ暗で、驚いたことがありました。

その旅行中も朝の5時に起きていましたが、朝の7時になっても8時近くになっても外は真夜中のようで、なんのやる気も起きませんでした。ようやく日が出てきて明るくなるのが8時過ぎで、10時になってはじめて朝ご飯を食べるような生活ぶりです。

日本では朝から活発に動いている私も、スペインにいる間は、活動をしようという気がまったく起きませんでした。**人間のやる気と日の出、日の入りは密接な関係にあるのだと感じました。**かつて電気のなかった時代、人間は日の出とともに起きて、日没とともに休むという生活を送っていました。これはとても理にかなったことなのだと改めて思います。

なお冬場の過ごし方とは別に、**体調不良の場合は迷わず睡眠時間を増やしてください。**体調が悪いときにも厳格に22時に就寝、5時に起床という生活を送る必要はありません。

この場合、就寝時間を早くすることで、全体の睡眠時間を普段よりも増やすのがコツです。少しでも体調がおかしい、風邪をひいたかもしれないと感じたら、職場を定時で退社して出来るだけ早く寝るようにしましょう。

Point

**冬場の疲れやすい時期や体調不良時には、決して無理をしない。**

# 早起きの目的を明確にする

早起きをしようと決心して朝の5時に起きるようになったものの、何をしていいのかわからないという人がいます。

そういう人は早起きしても家でテレビを見るだけで、結局、何をするわけでもなく、時間になれば会社に出勤するという生活を送ります。

そのうち早朝のテレビにも飽きて、二度寝をしたり、早起き自体をやめてしまったりします。意外とこういうパターンで早起きの習慣から脱落していく人が多いのです。

**なぜうまくいかないかというと、早起き自体を目的にしているからです。**

「はじめに」でも触れたように、早起きそのものは目的ではありません。何かの目的を実現するための手段として、早起きがあります。

**ですから早起きをしようとするなら、なんのために朝型の生活にするのかという目的をまず設定する必要があるのです。**

そして、設定した目的やそれを叶えるための目標をクリアしていくことで、自己肯定感が徐々に高まっていきます。

自己への肯定感を高めていき、自分の人生をよりよいものにするためには、まずは早起きをして何を実現したいのかを確認することが必要です。

そうかといって、早起きをする目的を、難しく考える必要はまったくありません。

そもそも早起きの生活をしようかと検討している人は、頭の中ですでになんらかの問題意識や、何かを変えたいという意志をもっているはずです。例えば、次のような感じかもしれません。

・毎日遅くまで残業して疲れが溜まっている。会社に早く行って早く帰りたい。
・仕事がまったく面白くない。新しいことを習得して別の仕事に就きたい。

・とにかく満員電車が嫌だ。このストレスがずっと続くかと思うとつらい。
・上司に認められてさらに昇進したい。もっとパフォーマンスを上げたい。
・英語を完全にマスターして、外資系企業に転職したい。
・朝活などの「第3の場所」を見出して、人脈を広げたい。
・毎朝、趣味の読書に没頭したい。いずれは自分で小説を書きたい。
・人の役に立ちたい。早朝でも出来るボランティアに参加したい。
・ダイエットもしくは健康維持のために、毎日1時間はジョギングしたい。
・集中力を上げるために、朝日をたっぷりと浴び、瞑想《めいそう》をして心身を落ちつけたい。

まず、**「今の自分の生活で解決したいと思っていることは何か」という視点で、自分の課題を見つめます。さらに、「その課題は朝の時間を使ったら解決できるだろうか」と考えます。**朝の2時間を使って解決に近づいていけるのであれば、それを早起きの目的にすればいいのです。

他人がやっていることを単に真似《まね》るとか、人から見て格好よく思われるからなどといった理由で、目的を設定しないほうがいいでしょう。

**他人は関係ありません。自分の課題を解決するために早起きをする**のが、もっとも現実的で効果的、かつ朝型の生活が定着する要因になります。

Point

**自分の問題や課題が、朝の時間を使えば解決するかと考えれば、早起きの目的は簡単に見つかる。**

# 第3章

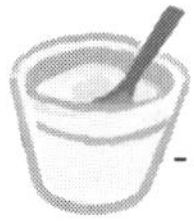

# 早起きが続けられないときは

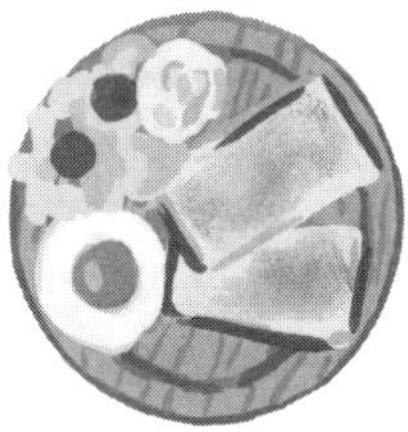

## 「自分面談」で目的を見直す

ここまで、早起きするメリットと、どうすれば早起きが出来るようになるのかというコツを紹介してきました。今までの内容だけでも、早起きを実行出来る方は多いと思います。しかし、早起きを一日だけ行うことは出来ても、続けることは難しいようです。今度は早起きが続けられなくなった場合に、いかにしてリカバリーするかを考えていきましょう。

まず、**早起きをするための目的をもう一度見つめ直しましょう。**

早起きが続けられなくなる理由は、飲み会が続いて寝るのが遅くなる、夜の時間配分がうまくいかない、朝のルーティーンが決めた通りに行えず、せっかく起きたのに、二度寝してしまうなどといったことが挙げられます。

ただし、これらはあくまでも「結果」にすぎません。この結果を招いている根本的な原因は早起きをするための目的が不明確であったり、不適切であったりすることにある場合が多いように思います。はっきりした強い目的がないから、二度寝してしまうわけです。

**早起きが続けられない場合には、まず設定した目的の妥当性をチェックしましょう。そのためにお勧めするのが、「自分面談」です。**

自分面談は、文字通り自分で自分に対して行う面談のことです。

ノートに記述しながら、なぜ早起きが出来ていないのか、その原因は目的の設定に誤りがあるからではないか、妥当な目的は何かなどといったことについて、自問自答しながら内容を整理していきましょう。

**自分面談をすると、早起きの目標が高すぎたり、間違っていたりすることに気付くケースが多いようです。**例えばこんな具合です。

・**目的達成の指標が高すぎる。**朝の読書で月に30冊の本を読むことを目標にしたが、到底達成できず、やる気がなくなってしまった。

・**本当に自分がしたいこと、もしくは解決したいことが目的になっていなかった。**例えば、本気で望んでいないのに、ランニングを目的にしてしまったなど。あるいは、目的を立てた当初の興味や問題意識が薄れてしまっている。

・**複数の目的を設定してしまい、消化不良になっている。**ジョギング、英語学習、早出出勤などといった目的を日替わりメニューのように設定してしまい、それをこなすことが重荷になっている。早起きが楽しみにならない。

早起きが続かないときには、まずは自分の目的がこのような状態になっていないかチェックします。そして、より自分に合った目的や目標を改めて設定しましょう。

Point

**自分面談は、必ずノートに書き出しながら実施する。紙に書き出せば「原因」と「結果」が明確になる。**

# 土日の時間割をつくる

**朝型生活を送りたいと考える方に、ぜひお勧めしたいのが「花金よりも土朝」という考え方です。**

**花金（金曜日の夜）という、せっかくの週末への入り口を飲み会などの付き合いで潰してしまうのではなく、土曜日の朝や午前中に用事を入れて、充実させることを考える方法です。**

土曜日の朝や午前中に用事を入れれば、金曜日はいつものように22時に寝て、土曜日は5時に起きるようになります。

さらに「花金よりも土朝」の考え方を発展させて、土日の時間割をつくってしまうと、より週末の充実度が上がります。

月曜日から金曜日は仕事があるため、「朝9時から夕方5時まで」といった時間割が存在します。では、週末はどうでしょう。週末の時間の使い方について、きっちりと時間割をつくって行動している人は、あまり多くないのではないでしょうか。

しかし時間割をつくらないと、貴重な週末を無為に過ごしがちですし、「花金」に飲み会を入れるなどして週末の過ごし方が悪循環に陥ることにもなりかねません。

せっかくの朝型の生活習慣を崩さないためにも、**週末の時間割を決めることは、早起きを続ける大切な秘訣《ひけつ》のひとつです。**

**ポイントは、週末も平日と同じように起床時刻と就寝時刻を変えないことです。**普段、5時に起きて22時に寝る生活を送っているのであれば、週末も同じにしましょう。

土曜日の夜はつい開放的な気分になってしまい、就寝時刻が遅くなりがちです。しかしそうなると、起床時刻もずれてしまいます。週末のこの「ズレ」が、翌週月曜日からのリズムに影響するのです。

ですから、金曜日の就寝時刻、土曜日の起床時刻、土曜日の就寝時刻、日曜日の起床時刻、日曜日の就寝時刻をすべて他の平日の曜日と同じにすることが大切です。

しかし、「それはなかなか難しい」と考える方もいることでしょう。

平日は、起きてから出かけるまでの作業がルーティーン化されているでしょうし、朝型の生活をしている方は、早起きの目的も明確になっているでしょう。オフィスに早く出勤して仕事をしたり、カフェで勉強したり、本を読んだりといった具合です。

それでは週末はどうでしょうか？　週末はなんのために早起きをするのかが決まっていないことが多く、遅い時間まで寝ていることになりがちです。すると、平日と同じ時刻に起床して日中を過ごし、平日と同じ時刻に就寝するという習慣が身に付きにくくなります。

それを回避するためには、**土曜日の朝5時に起きてから何をするのかというスケジュールを考えておいたうえで、週末のメインの活動もあらかじめ決めておくことが大切です。**

例えば土曜日は朝5時に起きて、たっぷりとランニングをして体を動かします。そのあとにゆっくりとシャワーを浴びて、近くのカフェにモーニングを食べにいく。これを毎週末の予定にして楽しみにします。ここまでで朝9時くらいになっていると思います。

あとは、その週末にやろうとあらかじめ決めておいたことを行います。ショッピングに出かけるのでもいいですし、料理が好きであれば、お昼や晩ご飯の支度のために日中の時間を使うのもいいでしょう。

また家族と一緒に生活している方は、**家族とのコミュニケーションの時間に週末を使うのも有効だと思います。**早起き型の人は平日、家族とのコミュニケーションを取りづらいことがあると思います。早起きして、夜も早く寝るようになると、どうしても家族との時間がもちにくくなるでしょう。それを補うためにも、「毎週土曜日は家族で朝食を食べにいく」といった、家族との週末の過ごし方を事前に決めておくといいでしょう。

また、週末の時間は趣味に使う人が多いと思いますが、**中には「趣味がない」という人もいると思います。**

趣味がないので、土日に何をしていいのかがわからなくて、遅くまで寝てばかり。結局は早寝早起きの生活も崩れてくるといった友人からの悩みを聞くことがあります。

趣味がない人に、「週末を有意義に過ごすために、趣味をもちましょう」といっても、それはアドバイスになりません。趣味がない人は、どうやって趣味を見つければいいかわからないことが多いからです。

**そういう場合、私のお勧めは「何かに巻き込まれにいく」ということです。**

趣味を探そうとすると、「何か大きな一歩を踏み出さねばならない」という気持ちになるかもしれません。そうではなく、もっと気楽に考えましょう。楽しそうなことに顔を出してみるという感覚で、週末にやることを決めるのがいいと思います。

例えば、**ためしに友人や職場の同僚に、週末は何をしているのかを尋ねてみましょう。**すると周囲の人たちは、いろいろなことをしていると気付くと思います。中には読書会に参加している人がいるかもしれませんし、週末は必ず映画を観《み》るようにしている人もいるかもしれません。

そのようなことを教えてもらって、自分が面白そうだと思ったことに気軽に参加したり、自分ひとりでやったりすると、それが自然に週末の予定となっていきます。

いろいろなことを週末にやってみて、自分に合った面白いものや楽しいことを見つければ、それがやがては長期にわたって続けられる趣味になるのです。

Point

**土曜朝からの時間割をつくると、週末にたくさんのことが出来る。**

# 「シンデレラルール」を活用する

**早起きをするには、マイルールを守ることが大切です。**

22時の就寝時刻を守る、5時の起床時刻を守る、起きたらルーティーンに沿って手早く身支度をして外出するなどの決まりごとを、きちんと実践することです。これが早起きを習慣にするためのもっとも重要なコツです。

**ところが、早起きを続けるには、マイルールを守るだけでは済まないことがあります。**

私も普段は22時就寝、5時起床の生活をしていますが、会食や仕事の納期の都合などで、22時に寝ることが出来ない日もあります。そんな日の翌朝も、5時に起きるというのは大変です。無理をして起きても睡眠不足となって、睡眠負債を生むことにつながります。

早起きをするにはマイルールを守ることが大切ですが、**早起きをずっと続けるためには、**

**マイルールを守ることと同様に、柔軟性をもつことも重要です。**

**そのためにお勧めしたいのが、「シンデレラルール」の活用です。**

口にするのがなんとなく恥ずかしい名称ですが、早起きを続けるTipsの中でも、多くの人から「なるほど、すぐに実践する！」と言ってもらえる人気のものです。

少し説明しますと、ご存じのようにシンデレラは、お城の舞踏会に行き素敵な社交の世界を経験します。しかし、24時より前には必ずお城から出なければなりませんでした。

このシンデレラのルールを、早起きでも活用するのです。

**日によっては少々夜更かしをするのは構わないものの、遅くとも24時までには必ず就寝するという決まりを、私は「シンデレラルール」と呼んでいます。**

22時ではなく24時の就寝ですから起床時刻がそのままなら、睡眠時間が2時間足りなくなります。睡眠時間を削るのはもっともやってはいけないことですので、7時間の睡眠時間は必ず確保するようにします。ですからシンデレラルールを活用するときには、朝の7時に起床するということにしています。

24時に寝たのに、何がなんでも5時に起きなくてはならないということはありません。

シンデレラルールを使うときには、適切な睡眠時間を得るために少し遅くまで眠ることをよしとします。

早起きが続かない理由のひとつに、「早起き出来なかった自分に嫌気がさしてしまい、早起きにこだわるのも嫌になった」といったものがあります。

しかし、このような特例を決めておけば、夜更かしした翌日に朝の5時に起きなくても、自己嫌悪に陥ることはありません。24時に就寝したのだから、朝は7時までなら寝ていて構わないと自分自身の行いを大目に見ることが出来るでしょう。

**ただし、シンデレラルールを活用する上で注意することがふたつあります。**

**ひとつめは、シンデレラルールの時間についてです。**

私は24時就寝、7時起床としています。これは、ご自分で好きな時刻に設定して構いません。私のまわりにも、1時就寝、8時起床をシンデレラルールとしている人もいます。

ただし、あまりにも就寝時刻を遅くしてしまうと起床時間も遅くなり、結果としてその夜の寝付きが悪くなります。これがきっかけで早寝早起きのリズムが崩れる可能性があります。そのような理由でシンデレラルールとしては、24時就寝がお勧めです。

注意する**もう1点は、シンデレラルールを活用する頻度です。**

私は月に2回までと決めています。つまり隔週に1回という程度です。

**あまりにシンデレラルールを使う日を多くしてしまうと、せっかく身に付いた早寝早起きの習慣が崩れてしまいます。**

シンデレラルールは、あくまでも早寝早起きを持続させるための特例的なルールですので、頻繁に使うのは避けたほうが賢明です。

なおシンデレラルールを適用した朝も、支度をして迅速に外出できるように時間割を決めておくとよいでしょう。私は5時起きのときにしている読書や掃除などの時間を省いた、シンデレラルール適用時の時間割を事前に決めています。

Point

**シンデレラルールを生活に取り入れると、自己嫌悪に陥らなくて済む。**

## 行動を記録する

朝型の生活を始めると最初は新鮮さを感じます。また、「たしかに時間を効率よく使えている」という実感が得られます。

最初の数週間は、多くの人が順調に早寝早起きを続けられています。ところが**ひと月も経たないうちに早起きに挫折してしまう人も多いようです。**飲み会、残業、動画視聴といった早起きを阻害する誘惑は山ほどあります。

こういう場合には先にも触れたように、目的を見直すことが大切です。なんのために早起きをするのかという点が、自分の中できちんと納得できているのかを確認する必要があります。

**またそれ以外にも、早寝早起きの習慣を身に付けるのに有効な方法があります。それは記録を取ることです。**

例えばノートや、ブログ、日記帳などに自分の早寝早起きの記録を、毎日数行でいいので記していくのです。

「5時起床、掃除をしてから6時出社。7時から10時まで資料作成、午前中は順調。午後の会議の準備も出来たおかげで、残業もなく18時すぎ退社。食事後、22時就寝」

**このような簡単な記録を残すだけでも、早寝早起きがより習慣になりやすくなります。**

毎日記録することが続かない。そんな方にはもっと簡単な方法もあります。

それは**自分のスケジュール帳に時間割を書き込むことです。**手帳でもよいですし、私の場合はグーグルカレンダーでパソコンでもスマホでも管理できるようにしています。

例えば、「5時に起床、6時に外出、7時にカフェで読書」と書き込み、読んだ本の題名とページ数を記録しておきます。また夜も「18時半退社、22時就寝」と記録しておきます。

スケジュール帳は、1週間ごとに管理できるものをお勧めしています。

こうして実施した時間割を書き込んでいくと、毎日の早寝早起きの生活習慣が、週単位もしくは月単位で一目で見ることが出来るようになります。

この「一目で見ることが出来る」ことが重要です。

毎日記録していると、自分の行動の癖がわかってきます。

ある人のケースを見てみましょう。この人は記録を見て、こんなことを思いました。

「月、火、水はいつも5時に起きることが出来ているが、木曜日は起きる時間がいつも遅く、寝起きも悪い。理由は毎週水曜日の同期との飲み会で2次会に行ってしまうからだ。毎週同期の飲み会を楽しみにしているので、飲み会をやめるのではなく、2次会に参加しないことにしよう」。

このように、自分の行動記録と毎週向き合うと理想の習慣を身に付けやすくなります。

逆に記録を付けていないと、何から改善していけばよいのかが見えてきません。

**今すぐ行動記録をメモしてみましょう。**

Point

**行動を記録することを習慣化すると、自分の癖に気付く。**
**1週間ごとに記録を見直す習慣を付けよう。**

# SNSで発信する

スケジュール帳やメモなどに記録を取ることは、他人に見られることがないため、多くの人に向いていると思います。

しかし意志が続かずに、記録するのが三日坊主になるケースもこれまでにたくさん見てきました。

こういう場合に活用できるのが、**SNSで発信することです。**

**早起きをして行うつもりの内容をSNSであらかじめ宣言すると、それをやらざるを得ないという心理が働くのです。**具体的に説明しましょう。

「明日から朝7時に毎日カフェに行って英語の勉強をします！」。このように宣言し、毎朝その様子を写真に撮ってSNSで投稿してみましょう。まわりの友人からは、応援されるでしょうし、毎朝決めたルーティーンを行うと、「決めたことをちゃんと実行する人」と思われるので、好印象をもたれるという副次的効果もあります。

さらにSNSには、もっと積極的な活用の方法もあります。

例えば一か月間の目標を決めて宣言してしまい、その後の進捗状況をSNSで随時流すのです。例えば、今月は本を20冊読みますとか、今月はランニングでトータル150キロ走りますと宣言しておいて、読んだ本や、走った距離をその都度簡単な感想とともに報告するというやり方です。

一年間に映画を365本観ますと宣言し、実行している人がいると聞いたことがあります。その人も、観た映画をポスターの写真とともにSNSで報告しているそうです。

一方、SNSでつながっているたくさんの人に仰々しく宣言をしたくはないが、少人数の友人には告知をして、それを張り合いにしたいという人もいます。

そういうときは、**メッセンジャーアプリなどを使って、2、3人のグループをつくり、朝の活動を宣言し、結果を報告し合うというやり方があります。**これであればごく少数の同じ志をもつ人と、一緒に早寝早起きを習慣化することが出来ます。

同じ志といえば、スマホのアプリに「みんチャレ」という便利なものもあります。

これは、「三日坊主を防止するためのアプリ」です。

同じ志をもった人が匿名でアプリ上に集まって、少人数でグループをつくります。そして、そのグループのメンバーで励まし合いながら、例えばダイエットに挑戦したり、早起きに挑戦したり、語学の学習に挑戦したりするものです。

このようなアプリを使うことでも、同じ志をもつ人がお互いに刺激し合って、早寝早起きを習慣にすることが出来ると思います。

Point

**SNSやアプリをうまく使って**
**三日坊主を防ごう。**

## グループをつくり定期的に会う

ＳＮＳやスマホのアプリ、またはメッセンジャーのようなものを使って、友だちや同じ目的をもつ人たちと連絡を取り合い、朝型の生活を習慣化させることについて述べました。

さらに、**日ごろ連絡を取り合うメンバーで、月に1回程度の割合で直接集まり、コミュニケーションを取るようにすると、ますます張り合いが出てきます。**

例えば毎月第1金曜日の朝7時に、モーニングを食べながら直接会って話す機会をつくります。そこでは、お互いの朝活の様子や、掲げている共通の目的に関する達成具合、もしくは共通の趣味について語り合います。

オンラインで報告するだけでなく、オフラインで定期的に会うことで、日ごろメンバーが行うスマホでの宣言や活動報告は、より親近感のあるものになります。
また、メンバー間の親近感が高まると、「仲間に宣言した以上は、それを達成しなくてはならない」という責任感も出てくるようになります。**いい意味での強制力が働くようになるということです。**こうして朝型の生活習慣は長続きしていくようになります。

こうした集いのメリットは、早起き生活が続けやすくなることだけではありません。**異なる職業をもつメンバーが集まることで、さまざまな刺激を受けやすくなるのです。**お互いの仕事の話や世の中のトレンドなどについて情報を交換することも出来ます。それがビジネスのヒントになったり、私生活で役に立ったりすることも往々にしてあります。

**また、オフラインで会うことが増えると、クラブ活動のようなものに発展することもあります。そして、さまざまな出会いも生まれるようです。**

**ちなみに私のまわりでは、次のような活動を楽しんでいる人たちがいます。**

**・ランニング**：ロッカーやシャワーが用意されているランニングステーションを活用して、

週1回、平日の朝7時から出勤前に数キロのランニングを楽しむ。

・**料理**：クッキングスタジオを借りて、得意料理を披露したり、つくり方のコツを教え合ったりする。土曜の朝8時から開催し、つくった料理をランチ時に楽しむ。

・**プレゼン**：プレゼンテーション大会である「TEDカンファレンス」を模して、プレゼンの練習をしたりコツを教え合ったりする。実際に「TEDカンファレンス」のようなプレゼン大会を実施する。

・**ライフハック**：仕事に使えそうなパソコンのソフトや、スマホのアプリを紹介し合う。実際にそれを使って、仕事の資料作成などの作業を行う。

・**フォトウォーキング**：散歩をしながら、朝しか見ることの出来ない風景や朝焼け、日差しの様子を写真に撮る。

・**コーチング**：人のもつ強みを引き出すことに長《た》けたコーチングの先生を招いて、自分の強みを引き出してもらい、それを日々の仕事や生活に活かす。

ランニングは平日の朝、料理は土曜日の朝というように曜日を限定して活動しているものもあれば、平日でも週末でも活動しているものもあります。

もちろん、私のまわりの人々はこれらの活動を毎日やっているわけではなく、普段は朝早くからオフィスで仕事を始めたり、会社の近くのカフェで読書の時間を確保したりしています。

そして、気晴らしをかねて週に1日程度、活動に参加して気分転換をしているのです。毎日、朝の5時に起きる生活を送りながら、朝の過ごし方を曜日によって少し変えてみることで、より早寝早起きの習慣は続けやすくなると思います。

また職場に早く出勤して、職場の人たちと週に1回位、このような活動を行っている会社もあると聞きます。仕事を離れて、職場の人たちのまた違った一面を見ることが出来るかもしれません。やってみる価値はあると思います。

Point

**早起きグループで会うようになると張り合いが生まれるし、貴重な出会いが得られることも。**

# 朝だけお得なサービスを利用する

朝型の生活を習慣にするには、その目的がしっかりと決まっていることが大前提ですが、それに加えて、**ちょっとした楽しみがあると、早寝早起きがより続きやすくなります。**

ちょっとした楽しみといっても、いろいろなものがあります。私は、**朝の時間に利用すればお得になる、安くなるというサービスを利用することをお勧めしています。**

**モーニングセットは、日中や夜の食事に比べてお得なのはご存じかと思いますが、これを利用しない手はありません。**ファストフード店もそうですし、牛丼店の朝定食も、価格と比較して中身が充実しています。

これは有名なチェーン店だけでなく、個人で経営している喫茶店のモーニングにもいえることです。集客のために、朝は値段を安くして内容を充実させる飲食店が多くあります。

その最たるものが、有名ホテルのレストランで取るビュッフェスタイルのモーニングかもしれません。ホテルによってはモーニングの価格が4千円から5千円というところもあります。

朝ご飯に4千円から5千円の出費となると、かなり高いという印象を受けます。しかし、その内容を見れば納得のいくサービスを受けられることがわかります。

通常の時間であれば、この価格帯で高級なホテルの料理を口にするのは難しいでしょう。そういう意味で、ホテルのモーニングビュッフェも、とてもお得なサービスだと思います。

自分へのご褒美として、毎月、給料日の朝に行ってみてはいかがでしょう。

**食事のほかにも、朝の時間帯に値段が安くなるサービスはいろいろとあります。**

例えば、**ゴルフの練習場は、朝の5時から営業をしているところがあります。**

その中には、**朝の時間帯は打席料金を払えば、ボールは打ち放題というサービスをしているところが多くあります。**

週末、ゴルフコースに行く予定がある際に、前もって平日の朝に、打ちっぱなしの練習場で調子を整えるという使い方も出来るでしょう。

また、**朝の時間帯に安くなるカラオケボックスもあります。**

価格帯もいろいろとあり、安いところでは、30分10円という値段でサービスを提供しているカラオケボックスもあるようです。

私のまわりでもMr.Children好きの仲間で集まって活動をしている人たちがいます。朝、カラオケでミスチルの歌だけを熱唱するグループです。

朝の出勤前に、値段の安いカラオケボックスを使って好きなミスチルの歌を思い切り歌うのも、気持ちのよい過ごし方だと思います。

**また東急電鉄では、朝の通勤電車の混雑緩和のために、早い時間に電車に乗ることを奨励しています。それを広めるために「グッチョイクーポン」という面白い試みを行っています。**

例えば、乗客が朝の7時半までに特定の駅に到着すれば、スマホにダウンロードしておいた東急線のアプリにポイントが加算されます。

そのポイントを持って、東急電鉄が提携しているカフェやコンビニに行くと、お店の商品が値引きされたり、ドリンクが無料でもらえたりします。

朝だけ安くなるようなサービスは、おそらくほかにもいろいろあるでしょう。

このようなお得なサービスを、自分の身の回りで探して生活に取り入れることでも、早寝早起きは長く続けられるようになると思います。

Point

**人に聞いたり、街を歩いてみて、自分なりの「朝安」を発見しよう。**

# 一日の行動をルーティーン化する

朝型の生活を始めて数週間から1か月ほど経つと、早寝早起きの生活がなじんできます。

さらにこれを**完全に習慣化するためには、自分の一日の過ごし方を再度観察して、その流れがルーティーンになっているかを確認するといいでしょう。**

まず朝の5時に起きてから、夜の22時に寝るまでのすべての行動を書き出してみましょう。行動がすでにルーティーン化しているところはもちろんのこと、流れが不明確である部分もなるべく思い出しながら、自分の毎日の動きを書き出します。

**書き出したら、次のようなポイントをチェックしてみましょう。**

・朝5時に目覚ましが鳴ってから、起きて身支度を整えるまでの行動が、すべて流れとして完成しているか。どこかに二度寝をしてしまう落とし穴はないか。
・出発する時刻が一定で通勤電車に乗る時刻も一定しているか。
・始業前の2時間を曜日によってどのように活用するかが決まっているか。
・昼には、その日の仕事の大きな山を越えているか。
・夜は自分が決めた退社時刻通りに職場を出ることが出来ているか。
・帰宅してから22時に就寝するまでの一連の行動が、ルーティーンとなっているか。
・週末も早寝早起きをして、やることや用事が決まっているか。

**書き出した自分の一日の流れと、先に挙げたチェックポイントとを見比べて、ルーティーンとなっていないところを見つけ出しましょう。**そしてルーティーンになっていないところは、どのようにすればそうなっていくのかを考えて、改善していきます。

ＰＤＣＡサイクルという言葉があります。「Plan＝計画」「Do＝実行」「Check＝評価」「Act＝改善」の略で、これを繰り返して、仕事を効率化したり改善したりする方法です。このＰＤＣＡサイクルを適用すると、かなりしっかりとした生活習慣として定着します。

**具体的には、朝5時に起きることを計画し、それを実行する。ダメだったらその理由を考える。そして、その原因を取り除き、再度実行する。こうしたことを繰り返すのです。これが出来てくれば、もう日々の過ごし方が大きく崩れることはありません。**

私は、子どもの頃から、このように日常の過ごし方をルーティーン化することが好きでした。**ルーティーン化すると、普段の生活が安定して、やり方やペースが一定になり、気持ちが落ち着くからです。**逆にいえば、やり方が一定していないために起こる感情の起伏や焦りが、とても嫌いなのです。

昔から、イレギュラーなことや、何かの変更によって、普段と違うことが起きるのを極力防ぎたいと思っていました。この点は大人になった今でも変わりません。

このような子どもの頃からの習慣によって、心はいつもほぼ安定しており、感情がざわつくことが少ない日々を送っています。

もちろん、私たち人間は社会の中で生活しているのですから、自分で決めたルーティーンの通りに生きていけるわけではありません。ときには、他者の振る舞いによってイレギュラーなことが発生したりするのも当然です。

　ところが、**自分が作ったペースを守り、ルーティーンに沿った過ごし方をしていると、たとえ突発的なことが起きても動揺を最小限に抑えることが出来るのです。**

　そうしたことを経験しているので、私は日々の流れを仕組みに落とし込んでいくことを好んで実践しています。

　これは早寝早起きだけの話ではありません。

　何かを始めて、それを継続させるには全体がスムーズに流れるようにルーティーン化するのがポイントです。そしてそれを定期的に見直して、ＰＤＣＡを何度か回すことです。

　こうすれば多くの習慣が自分のものになります。

　私は15年以上もピアノをしてきましたし、サッカーも10年以上励んでいました。今はゴルフに熱中しています。趣味が長く続くのも、すべてはルーティーン化したおかげなのです。

Point

**一日の行動がルーティーンとなって頭に浮かぶようになれば完璧。**

# 不規則勤務にも「シンデレラルール」で対応する

職業によっては、シフト制で勤務する時間帯が曜日ごとに変わることがあります。そうした勤務体系でなくとも、不規則な勤務時間で働かざるを得ない場合があります。就業時間は一年を通して9時から18時までと固定されていても、一年の中で繁忙期が存在する仕事もあります。例えば税理士業は1月から3月ごろまでが忙しく、そのような時期には、かなり遅くまで残業する必要があるようです。

また急な出張などで、帰宅時間が大幅にずれてしまうケースもあると思います。さらに営業職の方は、仕事柄どうしても夜の接待が外せないこともあるでしょう。

**このように仕事の都合で、通常の勤務時間が大幅に変わる場合は、躊躇《ちゅうちょ》することなくシンデレラルールを活用してください。**

基本的にシンデレラルールは、飲み会や夜の人付き合いなどによって夜更かしをせざるを得ないときに使います。しかし、早寝早起きの生活が習慣になってくると、自分のペースを崩したくないという気持ちが強くなり、夜の予定を入れなくなってきます。そうなるとシンデレラルールを適用する回数も自然と減ります。

一方、職業によってはすでに触れたように、勤務時間のシフト制や繁忙期と閑散期の差などによって、仕事をする時間帯が一定でない場合もあります。

ですから、そういうときには躊躇せずにシンデレラルールを使い、柔軟に就寝と起床の時刻を調整してください。

**遅くまで仕事をしたにもかかわらず、翌朝の5時に起きることは避けてください。**これが睡眠負債を溜める原因になり、ひいては早寝早起きの生活自体を崩すことになります。

Point

**不規則勤務の際には、就寝時刻を守ることよりも、睡眠時間をしっかりと確保することを優先する。**

# 第 4 章

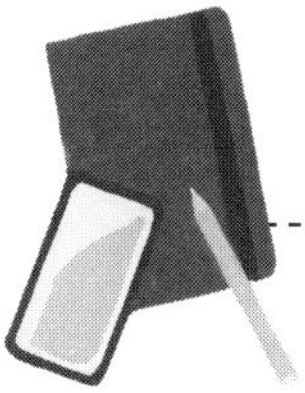

# 飲み会と早起きを両立させる

## 飲み会の意義を考える

私の知る限り、朝型の生活が続かなくなる大きな理由のひとつは、飲み会に参加することです。

飲み会は、ひとりでは成立しません。誘ってくれる人がいて成り立つものです。多くの場合、よかれと思って誘ってくれているわけで、誘われたらなかなか断りづらいのは当然のことです。

考えを切り替えて、飲み会によって早寝早起きが出来なくなるということは、朝型の生活という自分が大事にしていることが他人によって阻害されることだと捉えて、きっぱり断るということも出来なくはないでしょう。

しかしだからといって、自分の価値観だけを重視し**毎回きっぱり断ってまったく飲み会に参加しないというのでは、特に職場などの場合、人間関係が悪化しかねません。**

朝型の生活を大切にしながら飲み会に参加する、つまり人とのコミュニケーションをはかるにはどうすればいいでしょうか。第4章では、この点を考えてみたいと思います。

私は会社員の生活を、新卒で入社してから合計で4年ほど経験しています。正直に告白すると、**会社員時代の職場の飲み会は大の苦手でした。**

**飲み会が嫌になった理由は、ふたつあります。**

**ひとつは、断りにくいということです。**

同期入社の社員から声がかかったのなら、まだ仕事が終わっていなかったり、用事があったりする場合には誘いを断ることが出来ます。彼らに対しては、さして遠慮は必要ありませんでした。

しかし、先輩社員や上司から声がかかると、どうしても断ることが出来ませんでした。

仕事が終わっていなかったり、帰宅後、趣味に時間を使いたいと思ったりしても、上司から飲みに誘われると断る勇気が出ません。当時はまだ新人であり、職場の人間関係にとても気をつかっていたので致し方なかったと思います。

先輩や上司の人たちは、若手の社員が仕事で何か困ってはいないかという親切心で、声をかけてくれていたのだと思います。

職場で相談事を聞くよりもアルコールの力も借りて腹を割って話をするほうが、よいコミュニケーションがはかれるという考えもあったでしょう。

しかし当時の私は用事があるにもかかわらず、自分の予定を変更して無理に飲みに行くことが嫌でした。それでも飲みにいく自分に嫌悪感を覚えました。また用事がなくとも、飲み会に参加することによって帰宅時間が遅くなり睡眠時間が短くなるのも耐え難いことでした。

職場の飲み会が苦手になった**もうひとつの理由は、中心となる話題が愚痴であることが多いということでした。**

これは上司もしくは先輩といっても、また同僚といっても同じことでした。

職場の人たちと飲みにいくわけですから、どうしても話題は仕事のことになります。

皆さんも経験はあるかと思いますが、仕事の愚痴をいう飲み会はその場は楽しいですが、その愚痴は愚痴で終わることが多く、プラスに転化して何かが改善されるとか、解決することはほとんどありません。

私は仕事の愚痴を聞いているだけでも、ストレスに感じることが多かったように思います。

現状の不満を吐き出すだけで前向きな話なしでは、課題の解決にまったくつながらないからです。

このような経験を経て、私は職場の飲み会が苦手になりました。しかし、それと同時に、理想的な飲み会について考えることにもつながりました。

**私の考える理想的な飲み会とは、「人間関係を磨く真剣勝負の場」です。**剣道の試合のようなものと考えてみてもいいかと思います。

**いい人間関係を形成するために、短い時間で真剣にやりとりし、終わったら相手への感謝の気持ちをもってさっぱりと帰る。その真剣勝負が明日からの毎日を活力あるものにするのです。**

そして、逆の効果しかない飲み会には参加しないほうがよいということです。

飲み会の意義をこのように捉えてから、私は飲み会の扱い方や早寝早起きとの両立の仕方を考えるようになりました。

以降では、これらの経験を通して私が会得した飲み会を扱うコツについて紹介をしていきたいと思います。

Point

**飲み会が、いい人間関係を築くことになるとは限らない。「付き合いのいい人」は、「愚痴の聞き役」になることも。**

## カレンダーをブロックする

まず土日を有意義に過ごすために、**金曜日に飲み会を入れるのは避けましょう。**

次の日が休日だと開放的な気持ちになってしまい、どうしても遅くまで飲んでしまうことになりがちです。また金曜日に夜更かしをすると、せっかくの土曜日の午前中が潰れてしまいます。ですから私は、金曜日は飲み会を入れないようにスケジュールを組みます。

次に、**飲み会は2日連続で入れないことを鉄則にします。** 2日続けて飲み会をすると、どうしても疲れが溜まりやすく、ついシンデレラルールを頻繁に使いたくなります。以前にも述べたように、シンデレラルールは隔週で1回程度使うべきものです。2日連続はやめましょう。改めていいますが、早寝早起きの習慣を崩してしまう大きな原因のひとつは、立て続けの飲み会なのです。

2日続けて飲み会にいかないことをルールにしましょう。これをルールにすると、飲み会の予定が入った時点で、その前後の日は同時にブロックすることになります。例えば水曜日に飲み会の予定が入ったら、火曜日と木曜日の夜の予定は、塞いでしまうのです。

**これを私は「カレンダーブロック」と呼んでいます。**

金曜日と同様に、**日曜日も飲み会を基本的には入れません。**これは、日曜日の夜は次の週に備えて、ゆっくりと自宅で過ごしたいからです。ここまでをまとめると以下のようになります。

**・金曜日に入れない。**
**・2日続けて入れない。**
**・日曜日に入れない。**

週のはじめである月曜日から飲む人はあまり多くいませんので、月曜日を飲み会の曜日から外します。

すると、**週2回以上飲み会を入れるとしたら、その曜日は以下の通りになります。**

・火曜日
・木曜日
・土曜日

**火曜日、木曜日、土曜日のすべてを飲み会に当てるという意味ではありません。この3つの曜日の中から飲み会の日を選ぶということです。**

朝型の生活をしていると、基本的に飲み会の回数を増やしたくなくなりますので、私は、まったく予定を入れない週もあります。現在は予定を入れても、週に1、2回という程度です。

会社員時代には、休日の土曜日にわざわざ職場の人と飲むことはありませんでした。ですから、会社の人との飲み会は、火曜日か木曜日を使うようになりました。回数は、多くても月に1、2回という程度になりました。

しかしこのような飲み会の頻度では、会社員として、同僚や周囲の社員とのコミュニケーションが不足することも懸念されます。それを補うために、私はランチを利用していました。一緒に昼ご飯を食べながら1時間弱の時間を共有することで、充分に職場の人たちとのコミュニケーションは取れるようになりました。飲み会の回数は減らして、それをなるべくランチに振り替えるのは、ひとつの重要なコツだと思います。

Point

**飲み会の予定が入ったら、前後の日をブロックし、2日続けて飲まないようにする。**

# 365日の夜をどう使うか考える

**皆さんは、年間に何回飲み会に参加しているか、数えたことがありますか。**

一年間を週で数えると、50週程度です。カレンダーブロックなどのルールを使うと、一週間に参加する飲み会の回数はもっとも多くて3回になります。年間に直すと、3回×50週で150回です。飲み会が一週間に2回だと100回、一週間に1回だと50回となります。

私は現在、一週間に1回から2回の飲み会に参加しています。ただ、まったく予定を入れない週もあるので、だいたい一年間で70回程度の飲み会に参加していることになります。

そして**年間70回の飲み会の機会を、どのように活かすかということを意識しながら日頃の予定を入れています。**

一年365日のうちの295日は、早寝早起きのためにルーティーンに沿って生活しています。一方、一年の19％に過ぎない残りの70日は、私にとって、とても貴重な社交の機会となります。ですから、この70回の飲み会の機会を、どのように割り振って使うかを考える必要があるのです。

社会に出た当初は、学生時代の友人との飲み会がたくさんありました。しかし、**自分なりに飲み会のルールを整えて、一年間に70回の飲み会をどう割り振るかと考えるようになると、出席する飲み会は大きく変わっていきました。**

結論からいうと、新しい人との出会いのため、もしくは知り合って間もない人との信頼構築のための飲み会を優先するようになりました。過去の交友関係も大切です。しかし、社会人として仕事で成果を出していくためには、新しい縁を育むことが必要です。

ですから70回の割合は新しい人、もしくは関係を構築している最中の人との飲み会が8割、旧友や以前に知り合った人との飲み会が2割となっています。

これはもちろん、旧友との仲や以前の縁を軽んじているのではありません。

のちほど詳しく触れますが、**旧友と会う回数を減らしても良好な関係を維持する方法があるのです。頻度を少なくすること自体がそのコツです。**頻度を少なくすると、一回の飲み会での会話がとても濃密になり、よい関係を長く続けることが出来るようになります。

これは、離れて暮らす母の手料理を、人生のうちであと何回食べることが出来るかという見方と似ているのかもしれません。母の年齢、寿命、そして一年に会う回数を考えると、一回一回の手料理を食べる機会が、とても貴重に思えます。

同様に人間関係の維持も、会う頻度が限られていれば限られているほど、一回を大切にしたいという気持ちになります。

新しい人との出会い、現在進行中の人との関係構築、そして旧友らとの関係維持、これらを意識しながら一年３６５日の夜の使い方を考えていくのがポイントです。

Point

**365日の何%を飲み会にあてるか。そのうちのどれだけを、新しい出会いにあて、どれだけを旧友にあてるかを考えておく。**

# 角を立てずに飲み会を断る

早寝早起きの生活を始めて慣れてくると、飲み会の予定をある程度制限したくなります。夜の飲み会よりも朝早く起きて活動したほうが、よほど生産性が高く、気持ちも爽やかになることを体感するからです。また先にも触れたように、一年365日の夜の使い方を決めると、たくさんの飲み会の予定は入れづらくなります。

すると、ここでひとつの悩ましい問題が出てきます。

それは**飲み会の誘いをどうやって断るかということです。**

飲み会に誘われても出来れば断りたいということは、突き詰めて考えると「私はあなたと飲みに行くよりも、自分の時間を大事にしたい」という意味になります。ただし、これをそのまま口にしてしまえば、人間関係は当然ですが悪化します。

そうかといって、人に嫌われるのを恐れて、誘われるままに飲み会に参加していては、自分のつくりあげたペースを崩してしまい自己嫌悪に陥りかねません。せっかく自己肯定感を高めるために早寝早起きの生活を始めているのに、それでは逆効果です。

そうならないために、私が試みてきた飲み会の断り方をいくつかご紹介しましょう。

まず、**「早起き人間で、夜は早く寝る」というキャラクターをつくりあげることです。**

現実的に、朝型の生活をしている人は、早朝から精力的に活動しています。それを見ている周囲の人たちは、「たしかにあの人は朝が早いから夜は難しいかもね」と解釈してくれるようになります。そうなれば、仮に飲み会の誘いを断ったとしても、「あなたと飲みに行きたくないから」という受け取り方はされません。「朝が早いから夜は難しい」と多くの人が理解をしてくれるようになります。

また、せっかく誘ってくれたのに断りっぱなしでは申し訳ないという場合は、こちらから**「飲み会ではなくて、モーニングかランチはどうでしょう」と提案してみるのも手です。**

3時間で5千円をかけて飲み会をするよりも、1時間千円でアルコール抜きの会話をしたほうが、よほど深い話が出来ることもあります。私の場合、モーニングやランチにいった人とも、飲み会にいった人と同じように良好な人間関係を築けています。

また、シンプルに「**今月は予定が入っていますので、またの機会に**」**と断る方法もあります。**予定が空いているのに断りづらいと思う方もいるかもしれません。ただ飲み会よりも大事なのは自分との約束です。週2回くらいは夜の時間を「自分との約束」とカレンダーに記載して、それを他の予定と同じように扱うのも、ひとつの方法だと思います。

金曜日は入れない、日曜日は入れない、飲み会の前日と翌日はブロックするというルールを適用すると、早いペースで予定は塞がっていきます。

スケジュールを見ながら、本当に都合が悪いときには、正直に伝えればいいと思います。

Point

**早寝早起きキャラをつくりあげる。**
**人間関係はモーニングかランチで築く。**

## 「飲み会マイルール」を決める

飲み会の断り方について見てみましたが、そうはいってもやはり、飲み会にある程度参加したいという人もたくさんいることと思います。

飲み会に参加できないのなら、早起きはしなくてもいいという気持ちになってしまったら、それこそ意味がありません。しかしそうかといって、飲み会を優先してばかりいては、早寝早起きの継続は難しくなります。

**飲み会と早起きを両立させるためには、飲み会に参加する上での自分の基本的なルール（飲み会マイルール）を決めることが大切です。**自分の決めたルールに従って飲み会に参加するようにすれば、夜の会食だけを優先することはなくなります。

ここで、マイルールづくりのヒントを挙げてみましょう。まず、飲み会に参加する人数についてです。

私は、**自分を含めて4人以内の飲み会にしか参加しません**。

**飲み会は人数が増えるほど、話が出来なくなります**。5人以上になるとテーブルが分かれてしまうこともあります。10人くらいになると、ただの騒がしい宴会にしかなりません。

こうなってしまうと、誰と何を話したのかということさえ記憶に残らない、ただの虚《むな》しい時間になってしまいます。ですので、参加する飲み会は4人以内のものと決めています。

次に、**自分のアルコールの上限の量を決めておくことが大切です**。これは人によって違いますので、自分自身で決めるしかありません。

何杯飲むのかは、「どんなに楽しくても、これ以上飲んだら翌朝に影響しかねないので、その手前でやめる」という基準で決めます。

誤解をしていただきたくないのは、「ここまで飲んでも、記憶がある」とか、「ここまでであれば、二日酔いにならない」という基準で飲む量を決めないことです。

この基準で考えてしまうと「自分はここまで飲める」という、自身の最大値で設定することになります。

そうではなく、**「ここまでであれば翌日の体調にまったく影響がない」という範囲で、飲む量を決めるのがよいでしょう。**

私は、ビールをジョッキ2杯まで、と決めています。それ以上は、どんなに話が盛り上がっていても、アルコールは飲まずにウーロン茶などに切り替えます。

また、**飲み会の時間帯にも注意を払う必要があります。**

夜更かしをして就寝時間が遅くなった場合には、シンデレラルールを活用するという手があります。しかし、これはなるべく使いたくありませんし、頻繁に使うと朝型の生活が根本から崩れることにもなりかねません。そうならないためにも、飲み会の時間帯には気を付ける必要があります。

まず、**私は20時以降に始まる飲み会には参加しません。**20時以降に始まると、どんなに早く終わっても22時になり、急いで帰宅しても就寝時間は24時になります。最初からシンデレラルールを適用しないといけないとわかる飲み会には、いかないことにしています。

シンデレラルールは、「結果として夜更かしになってしまったので、睡眠負債を溜めないために起床時間を遅くする」ときに活用するものです。

私は、開始時間が18時や18時半からの飲み会に参加します。そして、**可能なときには、最初に会食を終える時刻を伝えるようにしています。**例えば、飲み会の幹事に「今日は20時半までには上がりましょう」と伝えておくと、その時間にお開きにすることが出来ます。そうすれば、飲み会のあった日でもシンデレラルールを適用することはなく、22時に就寝できます。

また一対一で相手と飲む場合には、たとえ1時間でも充分に話をすることが出来ます。仮に19時から始めたとしても、20時にはお開きに出来ますので、一対一で飲む場合は「一時間一本勝負で行きましょう」といった具合に、事前に相手に伝えることもあります。

このように、飲み会と早起きを両立させるには、カレンダーブロック以外にも、参加する人数、飲む量、時間帯に注意を払い、自分のルールを決めておくことが大切です。

Point

**飲み会が好きであれば、「飲み会マイルール」を決めておく。**

## 率先して幹事をする

仕事や友人との付き合いなどで、時と場合によってはモーニングやランチではなく、夜に飲み会の席を設けて話をしたいということもあります。

**出席することがわかっている飲み会があるときは、率先して幹事に名乗り出ましょう。**そうすれば**飲み会の時間帯や場所、参加人数を、自分で決められます。**

もちろん、これは相手のことも考慮しながら進めなければなりません。あまりにも自分本位の設定では、せっかくの懇親の場がしらけてしまいます。

参加する人たちのことを考えながら、例えば場所は新宿でも渋谷でも大差がなければ、自宅に近い渋谷でお店の予約をします。
また時間帯も朝型の生活に都合のよいように、18時半までに始めて20時半には終わりにするようにします。「コースにすると3時間飲み放題！」といったお店もありますが、私は、そのようなお店は避けるようにしています。時間が長くなりますし、アルコールの量も通常より増えることになりがちだからです。

幹事役を率先して引き受けるとわかりますが、参加者からはその労をねぎらってもらえますし、また自分の都合も通しやすくなります。

人に喜んでもらえて、自分の早寝早起きにも支障を来しませんので、もし飲み会の流れになったら率先して幹事役をすることをお勧めします。

Point

**率先して飲み会の幹事をやると、自分の希望を通しやすい。**

## 2次会は卒業しよう

自分が幹事をした飲み会ではもちろんのこと、他人から声がかかって参加した飲み会でも、私は2次会にはいっさい参加しません。

**本書でも堂々と「2次会は廃止にしよう」と宣言したいくらいの気持ちです。**

まず2次会に行けば余計なお金がかかります。1次会で5千円を使い、さらに2次会では料理にあまり手をつけないにもかかわらず、だいたい3千円程度の出費になります。参加者が酔いに任せて単価の高いアルコール類を多く飲む傾向にあるからです。

**1次会に比べて2次会は、明らかにコストパフォーマンスが落ちます。**

また当然のことながら、帰宅時間が遅くなり、寝る時間にも影響します。せっかく**1次会をほどよい時間帯に設定できたとしても、2次会に出るのでは意味がありません。**貴重なお金と時間を使って、不愉快な気持ちになるのが2次会という存在だと私は思っています。

「2次会に参加しないと今後の人間関係に影響が出るのでは?」と思う人もいるでしょう。1次会が終わり、店を出てから2次会に行こうという流れになった場合、その誘いを断るのには、それなりの勇気が要ります。好意で声をかけてくれているのに不参加でいると、その人に嫌われはしないかという気持ちが出ます。

また仮に2次会に誘われなかったら、それはそれで複雑な心境になります。1次会はオフィシャルな飲み会であり、2次会は私的な会話を楽しむところで、自分はそこには必要とされていないなどといった妄想が出てくるかもしれません。

このように**メリットのない2次会は、1次会の参加人数が多いときに起こりやすくなります。**1次会で話し足りなかったり、テーブルが分かれていて話したい人とまったく話が出来なかったときに、「2次会に行こう」という声が出やすいのです。

内容の濃い話が出来るのは、先にも触れたように4人以内の飲み会です。
4人で2時間程度の会食をすれば、もう充分に話したという気持ちになり2次会の必要性は感じなくなります。

飲み会は会議と似ています。参加する人数が多ければ多いほど発言する機会は少なくなり、そこに座っているだけという状況になりがちです。

そういう空虚な時間を過ごさないためにも、自分が参加する飲み会は、やはり自分で人数の上限を決めたほうがいいでしょう。

Point

**ここで述べているのは、「飲み会の2次会」についてであり、結婚式などの2次会への参加はケースバイケースで考える。**

## 仕事の会食には参加する

先にも触れたように、職場の同僚等とのコミュニケーションには極力ランチを活用して、夜の飲み会は減らすのがよいと思います。

しかし、**職種によっては、どうしても夜の会食や宴席がある場合もあるでしょう。**

例えば、営業職の方の仕事には、接待が付き物かもしれません。

また何かのプロジェクトを任されている人は、キックオフパーティーや食事を共にしたビジネスミーティングが当然のようにあるでしょう。

また組織で働いている人であれば、ほとんどの人が職場の歓送迎会や忘年会、新年会といった飲み会に参加する機会があります。

さらに上役から「ちょっと大事な話があるのだが、今週の夜、空いていないか」などといわれれば、さすがに「ランチでいいですか」とはいいにくい面があります。

**職場で開かれるこのような飲み会は仕事です。仕事ですから仕事としてきちんと出席する必要があります。**

当然のことながら、「早寝早起きをしているので出席できません」などとはいうべきではありません。

まず仕事としての飲み会の予定が入ったら、**同時に前日の夜と翌日の夜をカレンダーブロックします。**

また仕事要素の強い飲み会では、自分の意思で早々にお開きにしたり、時間帯を指定したりすることは出来ません。

ですから、**あらかじめシンデレラルールを活用することを前提にして、その日のスケジュールを組んでおきましょう。**

先に、シンデレラルールの適用には、回数制限を設けるべきだと述べましたが、**仕事での飲み会が続く場合には、その限りではありません。**

シンデレラルールを使って睡眠時間をきちんと確保し、飲み会の続く時期が過ぎてから、再び早寝早起きの生活に戻せば問題ありません。

Point

**オフィシャルな飲み会でも「2次会」には参加しないこと。どこまでが仕事なのか、きちんと線引きしておく。**

## 旧友と会う日と頻度を決める

　前述のように、**旧友などとの関係を良好なものに保つには、会う頻度を決めておくことがコツです。**定期的にしておくといいと思います。ここでいう「定期的」というのは、半年や一年のペースのことです。月に1回、旧友との飲み会をしているのであれば、思い切って半年、あるいは一年に一度にしてみましょう。「良好なものに保つなら、会う頻度を多くすべきだろう」という声が聞こえてきそうです。しかし、違うのです。**会う頻度を少なくすると、一回の飲み会での会話がとても濃密になり、よい関係を長く続けることが出来るようになるのです。**

　私は今でも小中学校時代の友人、高校時代の友人、大学時代の友人と付き合いがあります。特に仲のよかったメンバーとは、一年のうちであらかじめ会う日を決めています。毎年、同じ日にそれぞれの時代の旧友と会うことにしています。

例えば大学時代の友人とは、毎年12月第3週の土日にコテージに泊まりにいきます。高校時代の友人とは12月30日に会い、小中学校時代の友人とは1月1日に会うといった具合です。

普段、頻繁に会っているわけではありませんので、毎回彼らと会うのが大きな楽しみになっています。実際に会うと、昔からの付き合いであるのにもかかわらず、とても新鮮な印象を受けます。

**一年に一度しか会いませんので、飲み会での一瞬の時間をとても大切にします。**メンバーはお互いに丁寧なコミュニケーションを取ろうとします。

**無駄な話や後ろ向きの話はせずに、この話をしないといけないという内容を、それぞれが話します。**「いつでも会えるから、この話はしなくていい」とはならないのです。

これだけは絶対に話しておこうという話題をそれぞれが出すので、内容は濃密で、飲み会は熱気を帯びます。

相談やそれぞれの分野の仕事に関する質問も出ます。次に会うのは1年後になってしまうので、皆きちんとそれぞれの話題に対して真剣に話を聞き、踏み込んだアドバイスをすることもあります。

前述のように、一年365日のうちの飲み会の回数を決め、その内容を絞り込みます。そして、旧友とは会う頻度も決めて長く付き合うようにします。すると、飲み会と早起きが両立するだけでなく、新しい人との縁と旧知の人との縁も、両立が可能となるのです。

Point

**一年に1回、旧友と会う日を固定すると、年中行事となって会う前から楽しみになる。**

## 「ポジティブな飲み会」のみに参加する

ここまで、飲み会と早起きを両立させるという視点で、飲み会に対するスタンスを考えてきました。すると、**早起きをする人にとっての飲み会とは、「酒を楽しむ場ではなく、話を楽しむ場」であることが見えてきたと思います。**

適正な人数で、飲む量を決めて、時間帯を守りながら人との会話を楽しむのが、早起きと両立できる飲み会のあり方だと感じます。

とくに、集まった人たちとよい話が出来たときに、「ポジティブな飲み会」に参加したという充実感が得られます。「ポジティブな飲み会」とは、別の言葉でいえば「前に進むヒントを得られた飲み会」とも表現できると思います。

つまり、人と会い話をすることによって、明日からの生きるヒントが得られたり、不安や悩みが解決できたりといった前向きなものが、「ポジティブな飲み会」です。
たくさん飲んで酔っぱらったり、酒の勢いで愚痴をまき散らしたり、羽目を外して深夜までダラダラと飲んだりするのは、「ポジティブな飲み会」とはいえません。

**結局、飲み会と早起きを両立させる究極のコツは、「ポジティブな飲み会」だけに参加することです。**

「ポジティブな飲み会」だけに参加することを心がけて、日々のスケジュールを組んでいけば、必ず飲み会と早起きは両立させることが出来るのです。

Point

**店や料理よりも結局、誰と何を話すかで、飲み会が貴重な時間になるかどうかは決まる。**

# 第5章

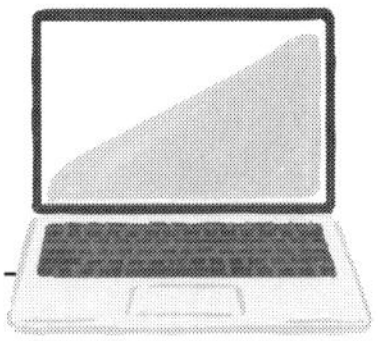

# 早起きで人生を変えた人たち

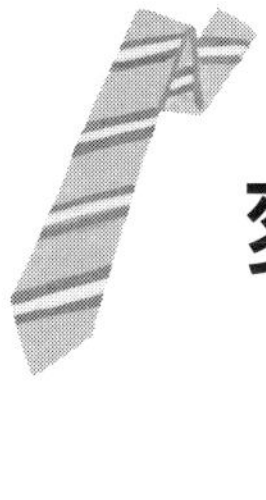

## 会社での評価が上がった人

朝型の生活を送る人と、送らない人の間には、大きな「行動格差」が生まれると私は確信しています。一日は誰にでも等しく24時間ありますが、朝に重点を置く人は、そうでない人に比べ、抜きん出て多くの行動を起こしているからです。

この章では、早起きによって「行動格差」を生み出し、生き方を変えていった人たちの事例を紹介します。すべて私の身近にいる方々のケースです。

**まずご紹介するのは、Mさん（20代後半、女性）です。彼女は早起きをすることで、自分のもつ真の特性に気付きました。**

それがきっかけとなって会社の中で部署を変え、社内での評価を大きく上げたという経験の持ち主です。

Mさんは I T企業で働くエンジニアでした。毎日のように夜遅くまで残業し、帰宅は真夜中の0時過ぎ。就寝時間は深夜の2時で朝は8時過ぎに起床し、いつも遅刻ギリギリで出社するという生活を送っていました。

たまに、限られた友人との会食を楽しもうと予定を入れても、当日になって緊急のプログラミングや不具合調整の要請が入ることもしばしばです。友人には申し訳なく思いながらも、直前に約束をキャンセルすることが何回もありました。

エンジニアという仕事柄、オフィスでも人と会話をする機会は多くありません。またMさん自身も仕事に追われて、自分から積極的に人に話しかけることをしませんでした。職場では十数時間もパソコンの前に座っているような生活で、**会社と家との往復で一日が終わる単調な毎日です。**

**人との交流がなくなればなくなるほど、自分の思考はマイナスになっていったといいます。**Mさんは、徐々に行き詰まりを感じるようになりました。

新しい出会いがほしい。いろいろな人と話をしたい。そう思うMさんでしたが、平日の夜に飲み会などの予定を入れることは、仕事柄難しいことでした。

そんなとき、他人と一緒に行う朝活があると知りました。しかも英語の勉強やランニングなど、内容はさまざまです。朝早くから始まる読書会などに参加すれば、閉塞感のある今の生活を変えられるだろうと期待し、Mさんも参加するようになったのです。

すると、朝早く起きて人と接し、気軽にいろいろな話をすることがとても楽しいことであり、大いに気分転換になるのだと実感するようになりました。

さらにMさんは、**自分自身が人と知り合いになって話をすることが、実はとても好きなのだということに気付いたのでした。**

勤務先には、キャリアを大きく変えられる人事制度があり、彼女はそれを利用することにしました。**ITエンジニアからWEBディレクターへ仕事の内容を変えたのです。**

WEBディレクターは、多くの人の話を聞き、意見を出し、それをWEB上にコンテンツとして展開するのが主な業務です。人と接することに生きがいを見出したMさんは、見違えるようにいきいきと新しい仕事をするようになりました。

朝型の生活はそのまま維持して、早朝からＷＥＢ制作に使うデザインツールの習得にも励みました。これらの行動が実を結び、**Ｍさんが制作・運営した新卒採用サイトは、例年と比べて10倍ものエントリー数を得ることとなりました。**彼女の努力は会社からも大きく評価され、会社から優秀作品賞を授与されるにいたりました。

今でもＭさんは早寝早起きの生活を送っています。

社内ではＷＥＢコンテンツのアイデアを発想するための早朝ブレスト会議を、彼女が主催しています。他のメンバーも巻き込んで、社内で早起きのムーブメントをつくろうとしているのです。

そんな彼女は、今では朝活の人として社内で知られるようになり、「モーニング」にちなんで「モニ子」というニックネームで、職場で呼ばれるようになっているそうです。

Point

**早起きで自分の真の特性に気付けば、キャリアも変わる。**

## 転職して希望を叶えた人

**次は、Wさん（20代後半、男性）です。**

会社員のWさんは、家事代行を行う企業で企画や管理などのバックオフィスの業務に就いていました。しかしWさんは、実はこのような管理業務には興味がありませんでした。**本当になりたかったのは、エンジニアでした。**学生の頃からの夢は、システムの開発者になることです。しかし就職活動で思うような結果が出ず、残念ながら志望とは違う道に進みました。

就職はしたものの、**やりたいことを仕事にしているわけではないので、会社での業務に面白みを感じません。**「他人からは、やる気も覇気もない、ただの若者に見えていたと思います」とWさんはいいます。

エンジニアになりたいとずっと思っていても、具体的に何かの行動を起こすことはありませんでした。お金のために会社に行って仕事をし、家に帰ってもボーッとして寝るだけという生活を続けていたそうです。

具体的な目的や目標が定まらずに、毎日をただ漫然と過ごしました。帰宅後も深夜まで起きており、朝は遅刻ギリギリで出社するような日常です。会社からの評価は芳しくありません。生活習慣の乱れで、前から気になっていた体重はさらに5キロ増えました。

また、大学卒業までは関西にいたので、就職のために東京に住むようになっても、まわりに友人がいません。週末は、ひとりでマンションにこもることが多かったそうです。

しかし、20代も半ばになり、このような生活をしていたら、本当に何もないままの人生で終わってしまうと、Wさんは真剣にこれからの生き方を考えるようになりました。

エンジニアになりたいという思いがあったWさん。しかし、そのためには勉強をしなければなりません。けれども、帰宅後に勉強しようとしても疲れていて、はかどりません。どうすればいいのかと考えた結果、出てきた答えは早起きをして人生を変えることでした。

**Wさんは毎日朝の4時半に起きて、エンジニアになるための勉強を始めました。**会社員をやりながら、早朝3時間ほど勉強し、それから職場へ出勤する生活を続けました。

努力の甲斐《かい》があり、エンジニアとして必要な、各種のプログラム言語を習得するにいたりました。そして、**IT系開発会社に念願のエンジニアとして転職することになりました。**

またエンジニアへの転職を果たしたのと同時にダイエットも開始し、13キロの減量にも成功しました。早起きをすることで生活に無駄がなくなり、ダラダラとする時間がなくなったことで、ダイエットもすんなりと行えたといいます。


Wさんは転職後の今でも早起きの生活を続け、他の人と一緒に朝活もしています。

最近では、朝型の生活で出会った人たちから実際に開発案件を受注して、自分の仕事の幅を広げることにも成功しているということです。

Point

**早朝から勉強すれば、転職にも非常に有利になる。**

## 副業で仕事の幅を広げた人

**続けて紹介したいのは、Nさん（20代後半、女性）です。**

**Nさんは、スポーツ業界の会社員としてスポーツ指導員をしながら、その傍らで、グラフィックレコーディングを独学で習得した人です。**

グラフィックレコーディングとは、会議や人との対話で出てきた論点を可視化するために、絵や図などを用いて内容を整理していく技術のことをいいます。

Nさんは一度転職をしています。

1社目で働いていた頃の生活習慣は、完全に夜型でした。深夜の2時に寝て、朝の8時半から9時に起床、10時に出社するというのが毎日の生活パターンです。

常にバタバタしており、日中に自分の時間はいっさいありません。その分、夜にプライベートのひと時を確保していたため、就寝時間はいつも深夜になっていました。

2社目で現在のスポーツ指導員の仕事に就きました。

健康を扱う職業に就いたので、2社目に入ってからは深夜に就寝する習慣を改めました。毎朝5時に起床、おそくなっても7時には起きるという生活に切り替えたのです。

ただし、**当時のNさんには早起きをする目的がありませんでした。**朝早く起きてもやることがなく、ダラダラとスマホで動画などを見ていました。また夜も、帰宅してから寝るまでのあいだは、テレビでスポーツを見たり晩酌をしたりして過ごす日々です。

早寝早起きの生活はしていたものの、なんのためにそうするのかという目的意識はありません。また自分の人生についても、日々の仕事をこなして、いつか誰かと結婚して家庭を築ければそれでいいとしか思っていませんでした。

しかし、Nさんも他の人と同様に、朝の時間帯に活動するようになったことをきっかけにして変わりました。**せっかく早起きをしているのだからと思い、読書会や、いろいろな**

**趣味を語りながら朝食を取るような活動に参加してみました。**会社以外の人たちと話をする機会を初めてもちました。

すると、**世間の人たちは、仕事以外でもいろいろなことに興味をもち、それを楽しんでいることを知りました。**

家にいて、スマホやテレビの画面ばかり見ている自分の毎日が、ひどく単調なものに見えてきました。もっと自分も、何かに挑戦してみようという気持ちが湧いてきたのでした。

すでに早起き自体は習慣になっていました。

早く起きて得られる朝の数時間を使って、以前より興味をもっていたグラフィックレコーディングを本格的に勉強してみることにしました。

毎朝4時に起床し、出勤前の時間をグラフィックレコーディングの練習にあてます。以降10か月間で、350枚以上の習作を完成させることが出来ました。

またNさんは、自分が早起きをしてグラフィックレコーディングを勉強している様子をSNSで発信しました。「自分をブランディング化する意図があった」といいます。

これが見事に奏功しました。彼女は、「早起きをして、グラフィックレコーディングを行っている、スポーツ指導員」として徐々に注目をされるようになっていきます。

さらに彼女は、学生時代に勉強した「パーソナルトレーナー」の手法を再び勉強しました。パーソナルトレーナーとは、ジムで運動する人に対して、一対一で向き合うトレーナーやコーチのことをいいます。

Nさんは会社ではスポーツ指導員をしながら、朝の時間にこのような勉強を続けていきました。その努力が実り、**今ではスポーツ指導の仕事と並行して、副業もするようになりました。**

グラフィックレコーディングが描けるパーソナルトレーナーとして、ジムでの個人コーチなどの仕事を依頼されるようになりました。とても充実した、多忙な日々を過ごしているそうです。

Point

**早朝に自分の興味あることを学べば、仕事の幅が広がる。**

## 心身が健康になった人

会社での評価が上がった人、転職をして希望の職業に就いた人、副業を始めた人をここまでに見てきました。**今度は仕事の面だけでなく、早起きによって健康になった人の例も見てみましょう。**

**Cさん（20代後半、女性）は、Eコマース系の事業会社で人事や広報を担当する会社員でした。**交友関係は少ないほうで、あまり積極的に人付き合いを好む性格ではありません。

現在の仕事が自分に向いているとも思えず、だからといって自分が将来何をやっていけばいいのかわからないまま、毎日を淡々と会社で過ごすことに悩んでいました。仕事中にパソコンの画面を見ながら、涙が出てくることもあったそうです。

悩みと虚しさを紛らわせるために、一週間に3日から5日を飲み会に費やしました。同僚や旧友を誘っては、お酒で憂さを晴らしていました。

当時の生活ぶりは、かなりの夜型です。朝は8時半に起床し、10時に出社、20時から22時のあいだのどこかで退社し、そのまま飲みにいきます。帰宅後は、スマホでずっと動画を見ながら夜更かしし、寝るのは深夜の2時過ぎです。

こんな生活習慣であったために、毎朝会社には、アルコールでむくんだ顔をして出勤していました。食生活に気を配ることもありません。コンビニの食材や外食ばかりで、体重は増え続けました。体重が増え、自分自身の姿に自信をもてなくなると、ファッションや髪形にも気を使うことがなくなっていったといいます。

**身も心もどんどんと不調になっていくことを、はっきり感じました。**

このままでは心身ともに健康を害する可能性が高いと思ったCさんは、生活を大きく変える決心をしました。

まず自分に出来ることは何かを考えて、飲み会の数をとにかく減らすことにしました。

そのために、**早寝早起きを生活の基本とすることにしたのです。**

**朝型の生活をすれば夜飲み会に行く機会が減るだろうと思ったからです。**

さらに彼女は、朝の時間を使って、自己分析をするようになりました。**自分は一体何がしたいのだろうか、何が出来るのだろうかと真剣に考えるようになりました。**出てきた答えは、以前から憧れていたライターという仕事です。

フリーライターになって雑誌やＷＥＢなどの媒体に記事を書き、取材した写真を掲載するような仕事をしたいと思うようになりました。

早起きをして執筆業の勉強をし、飲み会をやめたことで浮いたお金を投資して、写真の勉強も本格的にするようになりました。そして、手応えを感じてきたところでＣさんは決断し、会社を辞めました。現在は希望が叶って、フリーライターとして活躍しています。

生活習慣も完全に改善されました。朝型の生活を維持しながら、食事に気を配り、定期的にジョギングなどの運動も取り入れるようになりました。

そのおかげで、**７キロ減のダイエットにも成功しました。**

さらに、**積極的ではなかった人との付き合い方にも変化が現れました。**

会社員であった頃から、早起きをすることで朝の活動にも参加するようになり、人との出会いが増えました。これによって、会社という狭い世界で生じるストレスが、緩和されていくことを感じたとCさんは語っています。

フリーライターになった現在でも、朝の活動を通して知り合いになった人たちとのコミュニケーションは続いています。プロのスタイリストにカラー診断をしてもらったり、似合う服装やメイクの仕方を教えてもらったりすることもあります。

このようにCさんは朝型の生活をすることで、心身の健康を取り戻せたと実感しています。今はフリーランスの仕事に、かつてないやりがいを感じているとのことです。

Point

**早起き生活は**
**心身の健康を取り戻すきっかけになる。**

## 友人が増えて交友関係が広がった人

Cさんは早起きによって健康を取り戻し、人付き合いも良好になりました。続くYさん（20代後半、男性）も、朝型の生活によって友人が増え、人付き合いの範囲が大きく変わった人です。

Yさんは、野球に特化したWEBメディアの運営会社に勤める会社員でした。野球に関する動画の制作や記事の執筆、また野球関連商品のWEB広告の制作などが仕事です。

社員数が4人という少人数のベンチャー企業であるため、職場でコミュニケーションを取る範囲には限りがあります。またひとりの社員が多くの仕事を兼務しているので、同僚とゆっくり語り合う余裕がありません。

普段は、会社と自宅を往復するだけの日々です。週末には、地元の旧友たちと草野球を楽しんだり遊びにいったりしますが、それも限られた交際範囲内での話です。

Yさんは、**職場でもプライベートでも新しい友人や知人は出来ず、狭い世界で暮らしているると感じるようになっていきました。**

今まで見てきた人々と同様に、Yさんも現状を大きく変えるために、朝型の生活をすることにしました。

とくにYさんの場合は、**新しく人に出会って自分の交際範囲を広げたいという明確な目的があります。そのため、早朝から人々が集まって活動する場所に積極的に参加しました。**

運動が好きなYさんは、各種のスポーツや体を動かす遊びをするグループを見つけては、顔を出すようになりました。仕事を調整しながら、平日は朝7時半から9時までのあいだに、そして土曜日は午前中を使って、スポーツをしたり野外活動を楽しんだりしました。

これらの集まりに参加しているうちに、**Yさんも自分で何かのスポーツイベントを主催**

**してみたいと考えるようになりました。**

朝の活動で知り合いになった人たちに声をかけると、Yさんの主催するスポーツイベントに人を誘って集まってくれるようになったといいます。

それ以降もイベントを繰り返し開催することで、Yさんには多くのスポーツ好きの仲間が出来ました。

Yさんのまわりに運動好きの人々が集うようになると、そこからスポーツのイベントに関連したいくつかのアイデアが出るようになります。

その中で、やりたいスポーツをSNSでつぶやくと、すぐにそのイベントが実現するサービスがあったら面白いという案が浮かび、これを「ソクスポ」と名付けて、Yさんが実際にサービスを運営するようになりました。

ハッシュタグ（#）をつけて「ソクスポ」のメッセージをSNSに流します。すると、参加希望者が集まって、スポーツイベントを開催することが出来るという仕組みです。

さらにYさんには「ソクスポ」の運営が縁となって、スポーツに関連する仕事の依頼がくるようになりました。例えば、「子ども向け体操教室のインストラクター」や、「企業の部活動やスポーツイベントのアドバイザー」といった具合です。

**このような経験を経て、Yさんは勤めていたWEB運営会社を辞めて独立しました。**

今では「ソクスポのスポーツイベントプロデューサー」や前述の仕事を軸にしながら、WEB会社で培った技術も活かして事業を展開しています。

例えば「野球独立リーグを応援するアプリ内動画の企画・制作」や「スポーツコーチのマッチングサイトの企画・PR」といった、Yさんの得意領域でも仕事を進めています。

朝のイベントに参加することで、Yさんは友人を増やしました。そして、彼らの協力を得て独立起業をするに至ったのです。

Point

**朝型の活動で、会社と関係のない友人が得られる。**

# ミドルエイジになってから変化した人たち

ここまで20代の若者を中心に、5人の様子を見てきました。

早起きをすることによって、彼らの生活ぶりは大きく変わり、人生が好転していっていることがわかると思います。

ただ読者の方の中には、生活習慣を変えて早起きが出来るようになったのは、年齢が若いからだと思われた方がいるかもしれません。長年にわたりしみついた生活習慣を、ある程度の年齢になってから改めるのは難しいという意見もあるでしょう。

しかし、そうではありません。

人は、いくつになっても生活習慣を変えることが出来ると私は思っています。

私のまわりには、**30代後半や40代になってから生活習慣を変えていった人がたくさんい**

**ます。**ここでは、そんなミドルエイジの方たちの事例を紹介します。

**Iさん（30代半ば、男性）は、マーケティング支援会社でコンサルタントとして働いていました。**多忙であり、また夜の付き合いも、仕事柄多くありました。

必然的に夜型の生活習慣となります。休日は昼まで寝ているのが当たり前でした。

他の人たちと同様、**習慣を改めたいと考えるようになったIさんは、早寝早起きの生活をするようにしました。すると明らかに生産性が上がり、仕事のアウトプットが増えたと実感したそうです。**

この経験から、時間は有限であり貴重だという意識を、Iさんはもつようになりました。今までのように、時間の感覚に無頓着でダラダラと仕事するのが嫌になったといいます。

また自分の生産性をもっと高めたいと望むようになり、自らの能力を高めるための運動法やリラックス法を研究し、実践するようにもなりました。

ところが、Iさんが大きく変化したのは、実はこの後なのです。

**長年勤めていた会社を30代半ばにして退職し、独立起業しました。**20代の若者であれば、まだ若いという理由で、転職や起業も比較的容易に決断できるのかもしれません。しかしIさんは、すでに社会の中堅として活躍している年齢です。会社の仕事を通じて、長年積み上げてきたキャリアもあります。

Iさんがそれらを追わずに、独立したのには理由がありました。

それは、「自分に決裁権を取り戻すためだった」と彼はいいます。

つまり自分の人生は自分で決めて、責任をもって生きていくと決めたということです。

朝型の生活に変え、仕事の生産性を大きく高める経験をしました。それによってIさんは、**自分の人生のアウトプットもさらに高めるために、独立の道を選びました。**

現在は、企業や個人のお客様を対象にした、オウンドメディア（企業自らが所有し、消費者などに発信するメディア）の企画・編集・制作を職業としています。ブランドエディターという肩書で、充実した毎日を過ごしています。

Point

**早起きをすると時間の使い方に敏感になる。**

## 早起きで独立の準備を行った人

**Iさんと同じく30代で独立起業をした人に、Kさん（30代前半、男性）がいます。**Kさんは当初、少人数のベンチャー企業に在籍しており、多忙な日々を過ごしていました。飲み会は、なんと週に6日です。起業家たちとの情報交換のためでした。寝るのは深夜の2時です。休日は、日ごろの疲労が出てしまい、ゴロゴロとして一日が終わるという、典型的な多忙かつ夜型のビジネスパーソンです。

ただしKさんには、忙しい合間を縫って、以前から勉強を積んできた分野があります。それは、コーチングです。コーチングとは、コーチ役が相手の話を聞きながら、その人の強みや魅力を引き出す技術のことをいいます。主にビジネスパーソンが、コーチとの対話によって、自らの強みに気付くことを目的にして使われる手法です。

**Kさんは、コーチングを自らの生業《なりわい》にして、独立したいという気持ちをもっていました。**

ただし、そのためにはコーチとしての経験を積む必要があります。

**考えた末に思い付いたのが、早起きをして朝の活動をしている集まりに参加することでした。**コーチングに興味のあるグループを見つけだして、そこで実践を重ねます。さらに、コーチングを受けてくれた人たちからフィードバックを受けます。

このようにしてKさんは、ベンチャー企業の仕事とは別に、早起きをして自ら興味のある分野を強化しました。その結果、**プロのコーチとして30代で独立するにいたったのです。**

彼は、コーチングの実践を重ねる機会を、朝の時間帯にしたことが成功の秘訣だったといいます。朝の時間であれば、人との出会いを簡単に増やすことが出来ます。かつ、コーチングを受けてもらうための予定も、夜に比べ格段に調整しやすくなると話しています。

Point

**早起きで独立の予行演習が出来ることもある。**

## 朝活がきっかけでボードゲームをつくった人

**30代で変化を遂げた人の中で、さらに紹介したいのがTさん（30代後半、男性）です。**

Tさんはフリーランスを支援するＩＴ企業で、ＷＥＢエンジニアをしています。また2歳とゼロ歳のお子さんの、お父さんでもあります。

Tさんは、もともと20代の頃から早起きの生活を実践していました。会社には毎日7時半に出勤するという生活を送っています。

ただそんな「早起き優等生」のTさんにも、気がかりなことがありました。家と会社を往復するだけの父親になっているのではないかと思うようになったのです。

このままでは、子どもが成長したときに、会社に通っている姿と家でゴロゴロしている姿しか見せることが出来ません。

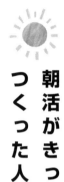

何かやろう、**仕事以外にも何かやりたいことをやって、子どもたちに「やりたいことを大いにやろう」と伝えたいと思いました。**

ところが、これといって趣味のないTさんは、何かをやろうと思ってもうまい案が浮かびません。ひとりで考えていてもよいアイデアは出てこないので、まずは横のつながりをつくることにしました。

仕事のスケジュールを調整しながら、朝の活動をしているグループを探し出し、頻繁に顔を出すようにしました。**いろいろな人が集まっている場所に行けば、何か面白いことがあるだろうと思ったのです。**

結果は、予想以上でした。人と出会い話をすることで、多方面の趣味が見つかりました。また、新しく出会った人たちと、**もともと好きだったボードゲームの話をするうちに、新しいボードゲームのアイデアを思い付きました。**朝活仲間からもそのアイデアは高く評価されたのです。ついにはこのゲームを企画・制作することになりました。

**このゲームは「ちょい知る」という商品名で、実際に市販されました。**

さらにTさんは、ウクレレを使って作詞・作曲に挑戦し、レコーディングも行いました。その楽曲は、正式な音楽商品として配信されたそうです。

これらの活動はマスメディアの目にも留まりました。

会社員でありながら、副業でボードゲームを開発し、作詞作曲もするWEBエンジニアとして、テレビ出演も果たしたのです。

またこれらの活動は本業にもよい影響を与えました。勤務している会社が、社員の新しい働き方を提案した際に、Tさんの活動をよい見本として取り上げたのです。それによって社内での評価も高まったそうです。

このように、**仕事と趣味の両立によって、Tさん自身の人生はとても充実するようになりました。**また毎日を上機嫌で過ごしているので、自然とTさんの家族もみんな楽しく過ごせているということです。

Point

**早起きして人と交流することで、自分の多才ぶりに気付く人もいる。**

## 世代を超えて交流を深めた人

Tさんと同様に、もともとの早起きの習慣に加えて、積極的に朝の活動もするようになったことで、生活ぶりが大きく変わった人がいます。それが**Uさん（40代半ば、男性）です。**

40代のUさんは、朝の活動をするようになってから、**20代を中心に世代を超えた多くの友人が出来るようになったといいます。**

Uさんは、WEBやスマートフォンのアプリを開発しているフリーランスのエンジニアです。以前は朝の7時に起床するという日常でしたが、**40代になるとともに、5時に起きてすぐに仕事を始めるという朝型の生活になりました。**

Uさんが早起きをするようになったきっかけは、実はお子さんの入院にありました。奥様と交代でお子さんに付き添うために、Uさんは早朝から仕事をしてその日のやるべきことを昼までに終わらせるようにしました。午後から夕方にかけては、奥様に代わってUさんが病院でお子さんに付き添うという日々を送ります。

しばらくの入院を経て、お子さんは元気に退院しました。しかしUさんは、ふたたび7時に起床する生活には戻りません。5時に起きてすぐに仕事を始めるというスタイルを続けるようになりました。

早く仕事を始めて早く終えれば、家族と一緒に過ごす時間が増えます。みんなで晩ご飯を食べたり、お子さんとお風呂に入ったり、勉強を見てあげたりすることが出来ます。お子さんと同じ時間に寝て、朝早く起きる生活がすっかりUさんの習慣となりました。

ところが、Uさんは徐々に**ただ早起きするだけの生活に物足りなさを感じるようになります。**朝型の生活で早く仕事を片づけられるのは大きなメリットであるものの、フリーランスである以上、いつも早朝からひとりで仕事をすることになります。**誰かとコミュニケーションを取り、「おはよう」といい合う早起きの仲間が欲しいと思うようになったのです。**

考えた結果、**朝の活動をしている集まりを探して、そこに思い切って飛び込んでみるこ**

のです。

**とにしました。**仕事の都合をつけながら、朝の活動をする場に頻繁に顔を出すようにした

するとと予想外のことが起きました。朝の活動に集まる人たちは圧倒的に若者が多かった

のですが、40代のUさんもグループに自然に溶け込むことが出来たのです。

Uさんはなんの利害関係もない仲間として、**朝の活動の場で知り合った20代の若者と本音で話をしました。**こうすることでお互いの信頼関係が出来上がったとUさんはいいます。

会社員を経て独立起業をしたので、同じような道を志望する若者に、起業の仕方や仕事の取り方をアドバイスすることもあります。

一方Uさんは、**20代の若い仲間達がどんどん新しいことに挑戦している姿を見て、大いに刺激を受けているようです。**守りに入らない20代の仲間の生き方に接して、Uさん自身もまだまだ思い切ったことをやっていきたいと感じています。

Uさんは40代になってから早起きの生活をするようになりました。それによって、家族と一緒に過ごす時間が増え、さらに世代を超えた仲間たちから大きなエネルギーを得る日々を過ごすようになったのです。

以上、最終章では9人の事例を見てきました。

早起きによって「行動格差」を生み出し、生き方を変えていった人たちの様子を、うまくお伝え出来ていればうれしい限りです。

この9人には共通していることがふたつあります。

ひとつは、**早起きをする前は、皆さんなんらかの悩みや問題を抱えていたということです。**そしてもうひとつは、**朝型の生活をすると決心したことが、それらの悩みや問題の解決につながったということです。**

つまり、生き方は自分自身の意思によって、いくらでも変えていくことが出来るということです。よし、早起きをしようと決心すれば、人生はそこから好転していくことになるでしょう。

Point

**早起きには、あなたの人生を変える大きな力がある。**

# おわりに

最後まで読んでいただき、本当にありがとうございました。

この本で伝えたかったことは「早起きのTips」ではありません。早起きをすると、どう人生が好循環に回っていくかということです。人生を好循環で回すように努めることを、この本では「自分の人生を経営すること」と書きました。

自分の人生を経営する。大げさな表現かもしれませんが、人生はちょっとした「きっかけ」で好転していくと信じています。

私の場合、そのきっかけは、「早寝早起き」という、毎日の自分との約束でした。

そんな私も、「早寝早起き」に出合うまでは、自分に自信の無いサラリーマンでした。

社会人1年目の春のことを思い出すことがあります。

小さい頃から早寝早起きの生活をしていましたが、入社してからは夜型の生活になっていました。

出社ギリギリに起き、余裕のない中で満員電車に乗る日々。

10時に出社。ミーティングとメール返信で午前中が終わり、ランチを食べて、仕事モードになるのが、14時過ぎ。定時の19時を過ぎてからその日終わらせなければいけない重要なタスクに取り掛かる。集中力散漫の中、なんとか仕事を終わらせ、その後、惰性で飲み会に行き、現実逃避で2次会、終電帰り。

花金を待ちわび、土日は昼過ぎまで寝る日々。日曜の夕方、翌日からの一週間の始まりに楽しみを持てなかった。こんな生活の中で、社会人生活をどう充実させていくか、日々不安の中で仕事をする。そんな新卒1年目でした。

なんとかこの日々から脱却したい。そう思っていたときに、ある見出しを目にしました。

「スターバックスCEOが毎朝4：30に起きる理由」という記事です。

ナイキのCEO、マーク・パーカー氏は5時に起き、1時間の運動をする。4時半に起きたアップルのCEO、ティム・クック氏は6時までに部下に送るメールを済ませる。スターバックス元CEO、ハワード・シュルツ氏も6時までには会社に出社している（肩書きは、いずれも当時）。

「成功者は皆早起きなんだ！」強い衝撃を受けました。

「仕事、プライベートで紆余曲折《うよきょくせつ》があろうとも、早寝早起きだけはぶれずに徹底しよう。そうしたら、世界のCEOのような器をもった人間になれる！」

そんなアホらしい思いからスタートしました。

その生活をぶれずに5年間続けました。少しずつ応援してくれる人が増えました。その後、本の出版も決まりました。

誰から強制されたものでもなく、自発的に始めたこの習慣ですが、その素晴らしさを今は多くの人に伝えたいと思い、「朝渋」という早起きコミュニティを始めました。たくさんの人の前向きに生きる「きっかけ」をつくっていることに、毎日うれしさを噛《か》み締めています。

「朝渋」は現在、全国３００人のメンバーで活動しています。目指すは1万人。全国で早起き仲間を募集しています。この本を読んで「朝渋」に興味をもった方は「朝渋オンライン」で検索してみてください。


この本のおわりに、本の出版までにターニングポイントとなった7人の方々に感謝をしたいと思います。

入社1年目の、自分のわがままを許してくれた株式会社インディバルの西前勇人《にしまえはやと》さん。

早起きに興味をもって、一緒に朝活をしてくれた株式会社divの真子就有《まこゆきなり》さん。

「早起きの活動をもっと世の中に広げていくべきだ！」と今の道を作ってくれた朝渋共同創業者の西村創一朗《にしむらそういちろう》さん。

「使命を見つけたからにはその道を止めることはできない」と独立の背中を押してくれた株式会社トピカの麓俊介《ふもとしゅんすけ》さん。

毎日、「朝渋」の可能性を信じて一緒に突き進んでくれるパートナーの井上朝紗子《いのうえあさこ》。

そして早寝早起きの土台をつくってくれた両親。

今いきいきと自分らしく過ごせているのは、７人の方々のおかげです。本当にありがとうございます。

きっかけを与えてくれた７人の方々には感謝しきれないと思っています。

それと同時に、これからはたくさんの人に「きっかけ」を与えていく側として、早起きを日本のスタンダードにしていく活動をしていきたいと思います。

最後にもう一度。

「早く寝て早く起きてみるだけで、人生が変わりますよ」

二〇二〇年三月

井上皓史

**井上皓史** いのうえ・こうじ
1992年、東京都生まれ。朝活コミュニティ「朝渋」代表。株式会社Morning Labo取締役。幼少期より22時に寝て朝5時に起きる生活を続けていたが、社会人となって、夜型の生活を送るビジネスパーソンの多さに驚愕。朝活コミュニティ「朝渋」を東京・渋谷で立ち上げ、会員とともに、読書や英会話などさまざまな活動を行う。また、本の著者を招いたトークイベント「著者と語る朝渋」は年間5000人を動員する規模に成長した。2018年、勤務先の企業を退職し、ライフワークだった「朝渋」に本格コミット。早起きを日本のスタンダードにすることを目指す。
Twitter：@kojijico
朝渋URL：http://asa-shibu.tokyo/

ブックデザイン　albireo
装画・カット　山崎真理子
構成　大前俊一
協力　西浦孝次（一般社団法人かぎろい出版マーケティング）
白木賀南子（一般社団法人かぎろい出版マーケティング）
編集　園田健也
校閲　玄冬書林
DTP　昭和ブライト

**昨日も22時に寝たので**
**僕の人生は無敵です**
**明日が変わる大人の早起き術**

2020年4月1日初版第1刷発行
2022年2月8日　　第2刷発行

著者　井上皓史
発行人　下山明子
発行所　株式会社小学館
〒101-8001 東京都千代田区一ツ橋2-3-1
電話　編集　03（3230）5112
　　　販売　03（5281）3555
印刷所　萩原印刷株式会社
製本所　株式会社若林製本工場

 ISBN 978-4-09-310645-0